文成天縱

中醫古籍稀見稿抄本輯刊

ZHONGYI GUJI XIJIAN GAO-CHAOBEN JIKAN

9

李鴻濤 主編

广西师范大学出版社
GUANGXI NORMAL UNIVERSITY PRESS
·桂林·

第九册目録

記憶方詩不分卷

〔清〕孔廣福撰
清抄本

記憶方詩不分卷

本書爲中醫方書類著作。孔廣福，字履成，號行舟子，清代浙江桐鄉人，精於醫術，尤精於治療外感證。本書於清光緒三十年(一九〇四)鉛印出版。本書將歷代醫家之名方，以張景岳『八陣』中的補、和、寒、散、攻五陣分類，共載名方三百餘首。每方或以名醫之名，或以書籍之名，詳注方劑出處。每方下以七言詩形式，概括病證表現及成因、方劑組成、劑量和功用，或以小字輔以解説。

補類　和類
寒陣　散類
攻類

記憶方詩

百忍堂張峻豫記

記憶方詩目録

補類卷壹

景岳 加減一陰煎

又 當歸地黃飲

申氏 瓊玉膏

景岳 濟川煎

又 大營煎 附小營煎

又 五福飲 附七福飲

景岳 左歸飲 附右歸飲

又 貞元飲

記憶方詩目錄 補類 完

[illegible]

當歸六黃湯

龜鹿二仙膏

天真丸

丹溪 補天丸

吳球 大造丸

人參養營湯

金匱 麥門冬湯

麥門冬湯

獨參湯

青囊 仙傳斑龍丸

河間 地黃飲子

天黃補心丹

千金 人參固本丸

鹿茸丸　附本事麋茸丸

濟生 歸脾湯　附加味歸脾湯

仲景 桂枝去芍藥生姜新加人參湯

記憶方詩　補類

[illegible]

又桂枝甘艸湯

虎潛丸

汪氏纘功自製保陰煎

景岳養中煎

東垣滋腎丸 又名關通丸

黑地黃丸

唐鄭相國方

楊氏還少丹 附打老兒丸

記憶方詩目録 和類

訂悔 六訣 日金

蕺菴 百合固金湯

和類

灵樞 半夏湯

素問 蘭草湯

金匱 橘皮湯 附橘皮竹茹湯

局方 二陳湯 附導痰湯

宣明 黄芩二陳湯 即金匱半夏茯苓湯 和胃二陳煎 附景岳柴陈煎 苓朮二陈煎

景岳 金水六君煎 附六君子湯 六安煎

仲聖 桂枝湯

又 小陷胸湯

又 半夏瀉心湯 附生姜瀉心湯 甘草瀉心湯

金匱 小半夏湯 附大半夏湯

三因 葶藶大棗瀉肺湯

仲景 小柴胡飲

濟生 清脾飲

仲景 黄芩半夏生姜湯 附黄芩湯

記憶方詩 和類 三

訂[illegible]之訂[illegible][illegible]

景岳 大分清飲 附小分清飲

又 二朮煎

局方 逍遙散 附薛氏八味逍遙散

景岳 排氣散

又 廓清飲

又 十香散

機要 大秦艽湯

東垣 平胃散

不換金正氣散
滌痰湯 附清心湯
仲景 干姜黄芩川連人参湯
又 猪苓湯
又 五苓湯
透経解攣湯
仲景 烏梅丸
局方 五皮飲
記憶方詩目録　和類

補巻弐目録

寒類

金匱 白虎加人参湯
仲景 白虎湯
又 白虎加桂枝湯
景岳 玉女煎
仲景 竹葉石羔湯
〃 蒼朮石羔湯

十六

言怡云頁丨食

景岳 小和中飲 附大和中飲

簡易 七寶飲

又 四獸飲

千金 葦莖湯

景岳 追瘧飲

濟生 鱉甲飲子

涵初 倪氏 瘧疾煎方

又 加減方

二

外臺 石膏散

嘉言 清燥救肺湯

仲景 黃連阿膠湯

局方 又

延年 駐車丸

錢乙 瀉白散

昌冬 又

瀉黃散 又錢乙

又 補理方

又 癃疾三方

景岳 芎藭枳朮丸

仲圣 川連湯

東垣 半夏白朮天麻湯

一百 除濕湯 附对金飲子

仲圣 旋覆花代赭石湯

又 旋覆花湯

[illegible] 和類

局方 導赤散

本事 火府丹

景岳 抽薪散

丹溪 大補陰丸

景岳 化陰煎

又 清流飲

千金 甘露飲

宣明 桂苓甘露飲

二

訂悮方訣目録

二十

濟生 百花膏
丹溪 生韭飲
活絡丹
良方 遊仙方
聖惠 雙生荷散
直指 側柏散
簡易 虎骨散
海藏 愈風散
記憶方詩目录 和類

丹溪 二妙散
正傳 虎脛骨散
景岳 茵陳飲
仲景 茵陳蒿湯
良方 生地黃飲
葛根散
蠲痛荊防散
板華 風髓丹
別

史國公浸酒方

東垣 清暑益氣湯

局方 香薷飲

和劑 蘇子降氣湯

匡林 小降氣湯

三因 七氣湯

寶鑑 川楝散 附荔枝散

蕪荑散

三才封丹

三才風髓丹

今主 腎機湯

景岳 服蠻煎

東垣 普濟消毒飲

薛氏 加味龍膽瀉肝湯

七味龍膽瀉肝湯

局方 犀角地黃湯

記憶方詩目錄　和類　乙

訂補名論目錄

玨

外臺 茯苓飲
金鈴子散
補肝湯
金匱 橘皮竹茹湯
橘皮湯 附千緡湯
東垣 升陽益胃湯
玉液湯
茯苓飲子

言忄云言丨全 …… 拱

千金 溫脾湯

仲聖 小建中湯

散類

仲聖 麻黃湯

又 大青龍湯

又 小青龍湯

又 葛根湯 附桂枝加葛根湯 桂枝加芍藥湯

又 麻黃連翹赤小豆湯

又 麻黄杏艸石膏湯　附局方五虎湯

又 桂枝麻黄各半湯　附桂枝二麻黄一湯

景岳 紫葛煎

二味消風散

愈風湯

潔古 羌活愈風湯

局方 川芎茶調散　附菊花茶調散

東垣 清空膏

[illegible] 散類

[illegible]

訂[illegible][illegible]方目錄　　求[illegible]

菊花散

直指 芎芷散

和劑 三拗湯　附五拗湯

金匱 射干麻黃湯

又 越脾加半夏湯

又 小青龍加石羔湯

局方 香蘇飲

節菴 柴葛解肌湯

九味羌活湯

神朮散

局方 十棗湯

肘後 葱豉湯

活人 連鬚葱白湯

又 人參敗毒散

洗肝散

晉三 消癖救睛散

記憶方詩卷 散類

仲圣 十棗湯 附十和加毒攻散 濬川散

仲景 麻仁丸

又 抵當湯 附抵当丸 長沙桃仁承氣湯 代抵当丸

又 大承氣湯 附小承氣湯 調胃承氣湯

又 大陷胸湯 附大陷胸湯

河間 芍藥湯

又 防風通圣散

隱君 滚痰丸

記憶方詩 攻類

診脈方訣目錄

於卷

記憶方詩

補類

語溪陳錫紳雪岑氏抄錄

四君子湯　治中虛氣餒、脾衰肢倦、胃弱食微、形色羸黃、脉来細軟、土不生金、皮聚毛落、

人參　茯苓　冬朮土炒各二錢　炙甘草一錢

生姜三片　大棗二枚

毛落羸黃嬾倦然。氣虛食少脉如綿。四君棗二姜三片。草壹參苓朮二錢。

六君子湯　治氣虛有痰脾虛鼓脹

即四君加　姜夏橘皮

香砂六君子湯　治虛寒胃痛或腹痛泄瀉

即四君加　姜夏　廣皮　香附　砂仁

四君子加竹瀝姜汁湯　治半身不遂左右者屬氣虛亦

治痰厥暴死

鼓脹虛涎且四君。痰須夏理氣須陳。香砂橘半治痲洩。姜竹偏

枯右半身。

錢氏異功散調理脾胃　四君加陳皮壹錢

六味異功煎　脾胃虛寒、嘔吐泄瀉、兼濕而微滯者、

即五味異功散加乾姜炒黃乜錢

五君子煎　治證同六味異功而無滯者

即六味異功煎去陳皮

四君懷橘異功焉。不撤姜為六味煎。若使箇中拋擲橘、改名却又五君沿。

東垣補中益氣湯　治煩勞內傷、身熱心煩、頭疼惡寒、懶言

己意了手少見　補類

惡食、脉大而虛、或喘或渴、或自汗、升柴蜜水炒 或不能攝血、或瘧痢久不愈、一切清陽下陷、中氣不足之證、內傷外感、辨飲食勞役為內傷、風寒暑熱為外感、內傷發熱、時熱時止、外熱甚不休、內傷惡寒得煖便解、外感厚衣不除、內傷惡風不畏甚風、反畏隙風、外感見風便惡、內傷頭痛乍作乍止、外感連痛無休、內傷四肢無急倦嗜臥、外感則骨節疼痛、內傷則短氣不足以息、外感則鼻喘壅氣盛、內傷則手心熱、外感則手背熱、外感傷寒則鼻塞、傷風則流涕、能飲食、口知味、二便如常、內傷則懶食惡言、口不知味、小便黃赤、大便滯秘、故立方以治內傷、惟上焦、痰嘔、中焦、濕熱、傷食膈滿不宜、

黃芪蜜炙一錢五分　人參　甘草炙各一錢　白术土炒　陳皮留白

當歸各五分　升麻　柴胡各三分　生姜三片　大棗三枚

如血不足、加當歸、精神短少、加人參五味、肺熱欬去嗌乾、加葛根、頭痛加蔓荊子、痛甚、加川芎、腦痛、加藁本細辛、風

濕相搏、一身盡痛加羌防、有痰加姜夏、胃寒氣滯加青皮、
蔻仁木香益智、腹脹加枳樸香砂、腹痛加芍草、熱痛加連
能食、心下痞加連、咽痛加桔、有寒加桂、濕勝加蒼朮、陰火
加知栢、陰虛升柴去、加熟地萸肉、山葯、大便秘、加酒煨大
黃、咳嗽、春加旋覆、歎、冬夏加麥冬五味、秋加炒芩、冬加不
去節根麻黃、夫寒、加乾姜、泄瀉加蒼朮茯苓、益智、去當歸、
內傷勞倦感寒邪。姜棗甘陳耆朮麻。柴也參乎歸一貫。補中益
氣法堪誇。

補欬

古陵方訣卷

景岳補陰益氣　凡陰氣不足而受邪侵者神效

人參二三錢　當歸二三錢　山葯酒炒二三錢　熟地三五錢

陳皮一錢　甘草炙一錢　升麻三五分火浮去　柴胡一二錢無邪去

生姜三五片　水二鍾煎八分食遠服

補陰應向補中求。棗朮歸耆不自由。斂氣澁精山葯渇。養肝滋腎地黃優。

仲景炙甘草湯　治傷寒脈結代心動悸及肺痿欬唾多心終中溫溫液液者寶鑑用治呃逆非

炙甘艸四 桂枝 生姜各三兩 大棗十二枚

生地黄一斤 麦冬 麻仁各半升 人參二兩

阿膠二兩 酒七水八煮取三去滓内膠烊分三服

開道滋陰復脉湯膠麻清酒襯生黄麦冬通脉須參桂甘艸和營必棗姜

復脉湯即炙甘艸湯

傷寒脉結代動悸心中憒營衰不相續浮撼震五内肺痿欬吐涎温温液液然只因從燥化津液被熬煎湯名炙甘艸姜桂温潟好養營地膠麻益氣參麦棗

補類

論陰之證方劑 ○

補陰煎　水虧之劑，虛火發熱，動血等證。

生地二錢　熟地三五錢　甘草一錢　牛膝一錢五分

芍藥　麥冬　丹參各二錢

火盛煩躁，加龜膠；不滿眠多汗，加棗仁、當歸；微火，加女貞。

虛火上浮，吐衄不止，加澤瀉、茜根。

二陰煎　心有熱，多言笑，驚狂失志。

生地　麥冬二三錢　棗仁二錢　生草一錢

黃連一二錢　元參　茯神　木通各半

加燈艸弍十根或竹葉痰熱甚膽星一錢或天花粉錢半

三陰煎 肝脾不足營虛、

當歸錢二三 熟地錢三五 炙艸一錢 人參隨宜

芍藥酒炒 棗仁各二錢

嘔、生薑、煩汗、五味、汗多氣虛、芪、小腹隱痛、杞、脹悶、橘皮、

腰膝無力、牛膝杜仲、

四陰煎 治津液枯、煩渴咳嗽唾衂、此保肺清金之剤、

沙參 麥冬 百合 白芍各三錢 生地錢二三

[illegible] 補類 [illegible] 之

[illegible]

茯神錢半　生草一錢

夜熱盜汗、骨皮、痰多貝母、阿膠、或花粉、神魂不安、多汗棗

仁、汗渴五味、經遲枯澁、牛膝、吐衄茜根、便燥乾咯、天冬

或童便、火載血上、去草、加黑梔

五　脾虛失血、或溏泄未甚者、

熟地五七錢　山藥炒二錢　藊豆二叄錢　白芍炒二錢

人參隨宜　茯苓錢半　白朮炒三錢　炙草一二錢

五味子廿粒　蓮肉去心廿粒

麦冬遊西四共北一南二滇地生黄走心二和肺四腎一經丹參
膝牛如何教入腐一百合沙參那復使過腥四條參好納音宮
五角三酸棗仁應徵色赤二青三性信五智一仁三懷慶地熟
時秋四夏二長五浙江苓雲木通連川燈艸元參萱感二朮豆
萹淮山葯味五子鎮星五三入歸身二出葯五還蓮子艸俱停

景岳加減一陰煎　治陰虛火甚

即一陰煎加　知母　地骨皮各一錢　去牛膝丹參
煩燥便結石膏小溲熱澁梔子火浮於上澤瀉或黃芩

已素乎方少果　補類
六

云林[illegible]醫

血燥血少當歸

加減陰煎芎骨皮炙甘兩地麥冬知血枯歸也丈浮瀉便秘膏

哉溺澀梔

又當歸地黄飲　治肝腎虛腰膝痛

當歸三錢　熟地五錢　山葯二錢　杜仲二錢

牛膝錢半　山茱萸錢一　炙艸八分

下部虛寒加肉桂一錢甚者加附子帶濁多去牛膝加

金櫻子二錢或破故紙一錢氣虛加人參枸杞

腎經兩腑失身彊飲有當歸與地黃艸緩莬枚山葯斂膝牛服

腰仲杜兩相當

申氏瓊玉膏　治乾咳

地黃四斤　白蜜二斤　人參六両　茯苓十二両

將地熬汁去渣入蜜煉稠將參苓為末和入磁罐封水

煮半日白湯化服臞仙加琥珀沉香各五錢云奇效

乾咳膏瓊玉參苓朮後和煉中蜂白蜜先入地黃多

景岳濟川煎　病涉虛損大便秘結不得不通者

[illegible]　補類

泡惟在活杞錢　七

當歸五錢　牛膝二錢　蓯蓉三錢　澤瀉錢半

升麻七分　枳殼一錢　氣虛參有火芩腎虛熟地

虛羸便秘濟川通。不合硝黃法可宗。澤瀉當歸江枳殼。升麻牛

膝肉蓯蓉。

又大營煎　腰膝筋骨疼、虛寒心腹痛、及婦人經遲、血少、

當歸二五錢　熟地五七錢　炙艸　肉桂二錢

枸杞　杜仲各二錢　牛膝一錢半

寒滯在經、氣血不能流通、筋骨痛劇者、必加製附子一

二錢帶濁腹痛炒故紙一錢氣虛參朮中虛寒嘔炒乾
姜、

小營煎　和平調氣、

當歸酒炒二錢　山药炒二錢　熟地三錢　白芍酒炒二錢

炙草一錢　驚恐怔忡、不眠多汗棗仁茯神二錢、痛香
附寒去芍加姜、

腰觧經遲合大營草歸養血杞黄地精若將仲膝交㕘桂去山
芍相和小自平大温補小平養

[illegible]補類

詳十一二詳本集

又五福飲　人參心　當歸肝　炙草脾

炒白朮肺　熟地腎　宜溫加姜皮附子宜散加柴葛

七福飲　即五福加　棗仁二錢　遠志製三五分

五福兼調精氣神。地黃參朮草歸身。心脾縱使虛為甚。自有安營遠棗仁。

景岳左歸飲　命門陰衰宜壯水

熟地三錢或兩　山藥二錢　枸杞二錢　炙甘草一錢

茯苓錢半　山茱萸畏酸者少用之

肺熱煩麥冬、血滯丹皮、心熱躁元參、脾熱飢白芍、腎熱蒸骨皮、血熱妄動生地、陰霧不安女貞、上實牛膝、燥滯當歸、

又右歸飲　命門陽衰宜益火、真寒加假熱、加澤瀉冷服

即左去苓加杜仲姜製二錢　肉桂三錢　附子製式三錢

氣虛血脫、或厥或昏、或汗或運、或虛狂、或短氣、必大加參朮、火不生土、嘔噦吞酸、炮乾姜、陽衰中寒、泄瀉腹痛、人參肉菓、小腹多痛吳茱萸、淋帶不止破故紙、

見藥方[illegible]錄　補藪

乚

訂悟六該杜金　方

陰陽氣固可長生。水制陽光火暨精。甘杞地黄交水火。赤黑山萸
淮藥會生成。酸入肝白走肺和平艸守脾陰益。甘入脾素淡苓通胃氣清。淡入胃不
是白苓即紫仲相須歸附右歸一補龍火一補相火故相須更。

又　貞元散　治氣短似喘呼吸促急提不能升嚥不能降
氣道噎塞勢劇垂危者人但知為氣急其病在上而不
知元海無根子午不交之氣脫症也婦人血海常虧者
最多此證宜急用此飲以濟之緩之敢云神劑要知此
證之脉必微細無神若微而兼緊尤屬可畏儻衆不知

安稱痰逆氣滯、而用牛黃蘇合、及破氣消痰劑、則速其危矣、

熟地 七八錢一二兩　炙草 錢三　當歸 錢三五　兼嘔惡或惡寒、煨姜、氣虛、脉至微極、參、肝腎虛、手足厥冷、桂、

貞元何病最稱神。元海無根短促頻。細為煩難微易加、地黃炙草白歸身。

玉屏風散　表虛自汗、易感、

防風一兩　白朮 炒二兩　或加姜　黃芪 炙一兩為末每服三錢

[illegible] 補[illegible]　合

治情症諸方録　木

黃芪六一湯　無熱寢汗　黃芪六分　甘草一分

衛疎自汗玉屏風。芪朮防萎腠理充。氣損氣虧成盜汗。黃芪六一草參中。

千金生脈散　治熱傷元氣、短倦、急口渴、多汗肺虛欬、

人參　麥冬五分　五味七粒

口乾懶惰氣卷ㄑ。脈散形疲汗更濃。孫氏真人生脈散。人參五味麥門冬。

景岳大補元煎　治氣血大壞、精神失守、

人參一錢補陽氣　熟地二錢補陰精　山藥炒　杜仲各二錢

杞子三錢　甘草炙一錢　當歸三錢酒洗去　山萸一錢核煨酸去

陽衰陰壞不精神。妙手回春大補尋。枸杞山萸淮藥草、當歸杜仲地黃參。

胡桃湯　方局　青娥丸同　治腎虛腰痛、益精助陽、烏鬚髮、壯脚力、其丸、婦人隨證用、引吞送神效、

破故紙四兩炒　胡桃肉十兩　杜仲八兩姜湯炒

其湯十一煎、服、其丸用蒜四兩、搗膏和丸、桐子大、每服三

[illegible]補類

讀慎之讀書錄　十二

五十丸、空心溫酒下、一法不用蒜、或酒丸、或蜜丸、此可加

巴戟、大茴、各四兩、更佳、加蓯蓉亦可、

腎虛腰痛一番遭、感感難救、便內勞、杜仲還同破故紙、相生木

火喚胡蘆、

仲景酸棗仁湯　勞損不眠

棗仁二升　甘草一兩　知母　茯苓

川芎各二兩

以水八升煮棗仁得六升納諸藥取三升分溫三服

怔忡恍惚漏聲殘。展轉縈思夢不安。病主未知精血耗。醫家已作損勞看。清痰知母還清腎。散鬱芎藭更散肝。淡味雲苓甘味艸。長沙偏取棗仁酸。

錢乙六味丸　精血枯竭、憔悴羸弱、腰痛足痠、自汗盜汗、水泛為痰、頭眩耳鳴、小便淋漓、失血失音、陰虛發熱、喉痛牙痛、跟痛下瘡、

地黃八兩砂仁酒拌九蒸九晒　萸肉四兩　山藥四兩

茯苓乳拌　丹皮　澤瀉三兩　加密丸淡鹽湯

[illegible]補類

下

景岳滋陰八味丸　陰虛火盛、下焦濕熱、骨蒸足脉旺、
即六味加　川栢（鹽水炒三分）　知母（鹽水炒三分）

崔氏八味丸　治命門火衰、不能生土、致飲食少思、便溏腹疼也、　即六味加　肉桂　附子（制各一分）

八仙長壽丸　即六味加　麦冬（三分）　五味（二分）

六味杜仲牛膝丸　六味加　杜仲（姜炒）　牛膝（酒洗二分）

七味地黄丸　即六味加　肉桂（一分）　引無根之火

歸元

六味　牛膝　車前子三分　八味加　即腎氣

杞菊六味丸　即本方加　枸杞　池菊

左磁丸　即本方加　磁石　或再加　菖蒲

都氣丸　即六味加　五味三分　再加附子名附都

氣

以上諸方、均可作湯劑十分之一、加減法、陰虛血少、君

地精滑君萸小便、或多少、或赤白、君苓淋瀝、君澤火盛、

及瘀、君丹脾虛膚澀、君葯言君者、用八兩、地黃退、臣位四兩
耳鳴頭眩與消痺。踵痛喉疼悉此丸。養血地黃原補腎。澀精萸
肉本溫肝。淋宜主及通脬澤。熱合君於泄胆丹。雲茯苓能消溺
變。淮山葯可潤膚乾。入知栢為陰虛熱。加桂附因陽弱寒。倩彼味
冬醫損嗽。將他仲膝理腰痠。牛車自是通陰在。杞菊應教刮目
看。桂引無根磁恍耳。味能都氣以其酸。

當歸六黃湯　當歸　生地黃　熟地黃二錢
黃芪倍二錢　黃芩　黃連　黃栢一錢

盜汗端由熱搏陰，當歸直把六黄陳，要知到底惟生熟，回首芪連與梔芩。二黄在底 四黄在首

參茯白朮散　飲食不消、或吐、或瀉、　末服三錢苡飲調

吐瀉中寒脾不足。參人 茯苓 白朮炒 相宜服。補中炙艸葯須淮。理氣陳皮砂欲縮。肺胃並行滲苡仁。炒 心脾都到濇蓮肉。去心 炒 藊豆炒 能降濁更升清。桔梗 通南天與北陸。隨宜分兩

二至丸　補腰膝、壯筋骨、強陰烏鬚價廉功大、

冬青子 冬至日采不拘多少陰乾蜜酒拌蒸过一夜粗袋擦去皮晒乾為末瓦瓶收貯或先熬旱蓮膏配用

旱蓮[illegible]　補[illegible]　十兩

旱蓮草（夏至日采不拘多少搗汁熬膏和前藥為丸）臨卧酒服

胡僧扶桑丸 除風溫、起羸延、駐顏烏髭、却病延年、

嫩桑葉（去蒂洗淨曬乾一斤為末） 巨勝（淘淨四兩） 白蜜一斤

將黑芝蔴擂碎熬濃汁和蜜煉到滴水成珠入桑為丸

一方桑為末蔴蒸搗等分蜜丸早鹽湯晚酒下

二至女貞旱蓮草。烏鬚黑髮歌难老。脂麻桑叶号扶桑。却病延年顏色好。

龜鹿二仙膏 治精極瘦弱、少氣夢遺泄精、目視不明、

鹿角十斤　龜版五斤　枸杞二斤　人參七斤

先將鹿角龜版鋸截刮淨水浸桑火熬成膠再將參杞熬

滑洩遺淋幾度遭。失明精極二仙膏。陰龜陽鹿真堪任。血氣杞參亦與勞。

天真丸　亡血過多、形槁津苦、食少腸滑、久服駐顏、

精羊肉七斤去筋膜脂皮劈開　肉蓯蓉　山藥濕者十兩

當歸十二兩酒洗　天冬一斤　為末安洋肉內縛定用無灰酒四

瓶煮令酒乾入水二斗煮爛再入後葯

記憶方詩　補數　十二

黃芪五兩　人參　白术二兩為末糯米飯作餅焙

乾和丸如雞丸用蒸餅杵丸溫酒下

腸虛不食力難支。久服天尊可極危。歸養陰虛耆益衛。天清肺

氣术裨脾。蓯蓉補命溫滑洩。薯蕷強陰濇且陰。滋慈參益精神

魂魄意。羊培筋骨脉肌瘦。

丹溪補天丸　六脉細數俱虛勞、冬加乾姜、五錢夏加五味、一兩

紫河車一具　黃柏酒炒　龜板炙酥三兩　杜仲姜汁炒

牛膝浸二兩　陳皮一兩　酒和為丸

脉情細数病㬥㬥，腎損丹溪會補天，冬入乾姜吟白雪，夏加五味賦青蓮，酥龟寒補牛温補，薑仲甘堅栢苦堅，氣分陳皮偏納血，猶將混沌濟真先。

大造丸 球溪　虚劳嗽、潮熱、

紫河車一具　敗龜板 二月童便浸三日酥炙黄　黄栢 鹽酒炒

杜仲 酥炙另半　地黄 二兩[illegible]茯苓砂仁六錢同煮去之　牛膝 酒浸

人參　天冬　麦冬　夏加五味子

酒米和丸、塩湯冬酒下、女子去龜板、加當歸乳煮和丸、

已[illegible] 補數 [illegible]

[illegible]　十六

欲書大造補天開。敎熱鬱從肺腎來。女子不龜歸自得。去陳加

麦丨復三扣。

人參養營湯　治氣虛血少、驚悸健忘、寢汗發熱、食少無

味、身熱肌枯、氣短、毛落、小便赤澀、亦治發汗過多、身振脉

搖、筋惕肉瞤、

人參　白朮　茯苓　炙草

黃芪蜜炙　歸身酒洗　白芍　熟地

桂心　五味　陳皮　遠志

加生姜　紅棗三枚

悸忘寢汗嘆飛蓬。体倦肌枯氣失雄。味澀水和金並補。遠宣心與腎交通。茂充肺衛君加橘。桂養心營枸杞芎。姜棗養營相作引。脉搖身振法應同。

金匱麦門冬湯、　火逆上氣、咽喉不利、止逆下氣、

麦冬七升　半夏一升　參三兩　草二兩　粳米三合　棗十二枚

利咽止逆麦門冬。善用辛溫半夏功。草棗參粳甘養胃。能生肺之降充。

麥門冬湯　水溢高源、肢體皆腫、初起便有喘滿、少腹不急、　麥冬（五十枚 姜炒）　秫米（五十粒）

高源水溢麥門冬。支體多浮喘動胸。少腹定當無脹急。還教五十白秫從。

金匱獨參湯　大補宗氣、調元贊化、

參補苦甘溫。開心益肺元。生津聰耳目。通脉定神魂。

青囊仙傳斑龍丸　壯精神、除百病、延年益壽、陰虛火炎、勿服、昔蜀中有道士、酣歌酒肆、曰、尾閭不禁滄海竭、九轉

金丹都慢說，惟有斑龍頂上珠，能補玉堂闕下穴，真人仲源索方傳世，

鹿角膠　鹿角霜　栢子仁　兔絲子製

熟地黄各八兩　白茯苓　補骨脂各四兩

將膠先溶化，量入無灰酒，打和丸，桐子大，每服六七十丸，空心淡鹽湯或酒任下，

斑龍歌

酒肆延壽，鹿角霜安益心脾，茯封填骨髓，黄兔絲凝且舉，栢子潤而香，故紙溫包命，仙傳補玉堂。

記憶方詩錄　補類

河間地黃飲子　經云，內奪而厥，則為音俳，此腎虛也。此方治口不能言，足不能行，名曰俳證。凡陰虛有二，有陰中之水虛，有火陰中之火虛，此治火虛之劑。

熟地　巴戟天　石斛　菖蒲

附子　山茱萸　五味　茯苓

官桂　肉蓯蓉　遠志　麥冬

每服五錢，入薄荷少許，姜棗煎。

地黃飲子瘖俳服，附子巴戟山萸肉，遠志石菖蒲茯苓，石川斛官桂肉蓯蓉。五味麥門冬。如何每服只五錢。薄荷少許姜棗煎。

天王補心丹　凝心神，固精血，強志去煩，除驚解渴，方傳未考。道藏偈云，昔志公和尚，日夜講經，鄧天王憫其勞者也，錫之此方，因以名焉。一云終南宣律師，課誦勞心，楚天王授此，治心口多汗，舌生瘡善忘。

生地 四兩洗淨　人參　元參　丹參 炒

遠志　桔梗　茯神 各五錢　五味 炒

當歸 酒炒　天冬 炒　麥冬　栢子仁 炒

酸棗仁 炒二兩

上 [illegible] 下 [illegible] [illegible] 良 補數 十九

論中六字訣抄錄　一八

蜜丸彈子大、硃砂金箔為衣、臨卧燈心湯下、

傳道天王錫志公。藏經半偈恐靈空。莫求異事曹然否。且講靈丹果拙工。歸地養營甘又苦。參苓益氣補還通。清其心腎丹元力。安厥神魂栢棗功。柔潤麦天滋菀槁。宣提遠桔發頑聾。此中味束精神旺。底事多書盡不同。類方多汤炒連二兩、医充有百部菖蒲杜仲以效、方用熟地去生地、更多茯苓炙艸、

釺人參固本丸　肺虛勞熱、此陰虛有火之聖藥也、

人參二兩　天冬炒　麦冬炒　生地

熟地各四兩

蜜丸梧子大每服五六十丸空心酒下或鹽湯送下

咳渴溺淋難。人參固本丸。二冬天共麦兩地熟全乾。

鹿茸丸　腿腕生瘡、下元痿弱、咳嗽等症、

鹿茸(麻炙另搗成泥)　五味子(製)　當歸　熟地(各等分)

酒糊丸、桐子大、每服四五十丸、溫酒鹽湯任下、

(本事)麋茸丸　腎虛腰痛、不能轉側、

鹿茸(可鹿代)　兔絲子(製)　舶茴香(炒五)

右為末以羊腎二對用酒煮爛去膜研如泥和丸陰乾

已[illegible]　稍歇

鹿茸歸地味。痿弱腕跟瘡。腰痛素難轉。鹿然豬腎香。

濟生歸脾湯　思慮傷脾、不能攝血、致血忘行、怔忡驚悸、嗜臥不眠、体惰食少、盜汗脾疼、

人參　黃芪　白朮　茯苓

棗仁各二錢　遠志　當歸各一錢　木香

炙草各五分　加圓肉七枚、水二鍾、煎七分食遠服、

加味脾歸湯　脾經血虛、發熱、照前方加柴胡山梔各一錢

脾虛不攝合歸脾。端為平居有所思。進食定驚參白朮生陰固表

草芪黄o調和氣血參歸主o蘇醒迷忘遠棗司o解鬱木香圓眼引o

更教加味入柴梔o

仲景 桂枝去芍藥生姜、新加人參湯、 傷寒發汗後、身疼痛、

脉沉遲、

桂枝 炙草 大棗 人參各三兩

汗後沉遲身疼痛o營虛肢懈君須洞o桂枝去芍藥生姜o新加人參

湯切中o（一方作芍藥生姜各壹兩誤）

又 桂枝甘草湯 發汗過多、病人叉手、自冒心、心悸欲得、

[illegible] 稍數

按者、

桂枝　炙甘艸各二錢

汗多心悸不堪支。叉手胸前一望知。欲按只因心氣餒。桂枝甘艸與施治。

虎潛丸　筋痿骨痿、足不任地、骨蒸勞熱、一名加龍骨名類虎潛丹治遺

黃柏鹽水炒　知母鹽水炒　熟地三錢　虎脛骨炙錢

龜板炙酥四錢　鎖陽酒煮爛　當歸酒洗錢半　牛膝酒蒸

白芍酒炒　陳皮鹽水炒

羯羊肉酒煮爛搗丸鹽湯送下

痿躄虎潛良堅劉酒鎖陽元龜陰最厚白虎氣猶彊壯腎黃知

栢淅肝膝芍當橘皮聊利氣更有補形羊

王氏纘功 自制保陰煎

玉竹 桂元 天冬 麦冬

生地 熟地 山葯 茯苓

人乳 龜板 牛膝

内熱有汗加骨皮無汗丹皮腰痛猪腰脊髓或枸杞杜

補類 二十一

仲、盜汗、棗仁、五味、食少、生薏仁、怔忡、棗仁、脉右寸、無氣
力、量加參、失血、藕汁、童便、咳嗽、炙桑皮、百合、枇杷葉、痰
多、川貝、脾虛泄瀉、去生地、天冬、加山藥、白芍、大棗、蓮肉。
吴醫學舟論虛勞。鑿鑿之言教爾曾。我欲刪繁就其簡。編成長
篇效風騷。古來醫書多雜亂。氣血陰陽全不判。有把參耆溫補
投。血脫益氣治脫血。（列冒不知益氣）都因卒暴而相設。譬如婦人新產類。不知
血虛與血熱。若論氣虛與四肢。面白淡黃神氣疲。言語氣輕微
猶懶倦。脉來濡弱或兼遲。陽虛畏寒身體涼。四逆溺清大便溏。

試看脉象定沉小。二者溫補法正當。虛勞之本々五臟。五臟見證有形狀。隨症施治要相兼。大法只宜將水壯。在腎病狀腰腿痠。偏身悠悠痛無端。骨蒸盜汗疼如折。夢遺精滑向夜闌。耳中鳴響聞方覺。足心如烙口咽乾。在心驚悸而怔忡。舌乾口苦不朦朧。一經卧寐便昏魘。口糜掌熱熾烘烘。在肺喘促或側卧。乾欬痰嗽白沫唾。鼻衝氣熱兩顴紅。吐衂交來聲嘶破。在肝寒熱如瘧邪。脇脹肋疼兩眼花。瘰癧目澀頭眩暈。多怒吐血亦相加。在脾嘔吐食不下。滿脹腹痛不尅化。土衰自然肌肉消。腸中濯濯

補類

奔響瀉。五臟見證各懸殊。無庸穿鑿而假借。無奈庸師盡悮治。悮治有切試詳之。一認命門龍火飛。欲將〻因桂附引火歸。只因面赤口渴燥。更兼（兼）足冷想依稀。不知口渴不欲飲。溺清足冷至膝甚。右尺脉來沉小遲。浮大更無須詳審。陰霾不攝陽上僭。自有赤溺足微驗。若作八味湯與服。咽痛喉爛君須念。二因痛瀉認中寒。孟浪率投理中丸。不辨寒痛綿〻綿〻無增減。熱食手按則喜歡。即是寒泄亦易看。澄澈清冷各半丸。脹滿泄瀉類多熱。萬物因循机一端。三認外感則發熱。妄投發散不分別。

熱必魄汗盡淋漓。下厥上竭命將絕。頭脹竟有火逆上。鼻塞或由熱蒸顴。陽陷入裡灑淅寒。陽浮肌表熱可想。發熱定在午以後。凜凜轉熱熱過丑。一身盜汗始開涼。須察顴紅唇赤否。或者不寒但熱蒸。脉情搏數總堪憂。大濟滋陰猶恐不能勝。四誤誤在用苦寒。致脾泄瀉不加餐。互用二陳來消痰。燥而又燥更不堪。滑痢易出原宜半。火爍難知須用潤劑以滋涵。六曰助火入參芪。肺熱傷肺那得知。欬作濃痰成燥痒。右寸不畫而數欲何為。七是治療已過時。陰精涸竭法難施。故教自製保陰煎。玉

龍雷火爍真精竭。

火爍須用潤劑涵。

竹代參又桂元天麥清金生腎水培蔚參苓好不偏人參血液
亀心腎欲達下焦牛膝引內熱有汗加骨皮無汗牡丹皮相宜
猪腰脊髓因腰痛或加枸杞與杜仲盜汗棗仁五味子飲食少
思生苡薏怔忡不寐酸棗仁肺脉無力量加人藕汁童便為有
血任他咳唾咯飯餓桑合枇杷多緣嗽痰多川貝何須說脫或
脾泄去生天更入萸芍棗建蓮如此用治固精蜜莫怪伊孫節
錄述不知善讀景岳書宜有諸陰煎悟出
錄養中煎、畫寒嘔泄、

人參三錢　山葯炒二錢　藊豆炒三錢　甘草炙一錢
茯苓二錢　乾姜炒黃一錢　噯腐氣滯陳皮一錢或砂仁
四分　胃虛覺餓熟地三五錢

理中君四不朮養中煎。何意翻將葯豆偏。脹次滯加砂幾粒。腹中餓入地多錢。

東垣滋腎丸又名通關丸

腎虛蒸熱。腳膝無力、陰痿陰汗、衝脈上衝、而喘及下焦邪熱、口不渴、而小便閉、王善夫小便不通、漸成中滿、腹堅如石、腿裂出水、夜不得眠、不能飲食、因膏粱積熱、損傷腎水、火又逆上、而為嘔噦、遂處此方、須臾前陰如刀刺、火燒、渴溺如暴泉、腫脹即消、癃症在上焦者、渴、宜清肺化氣、在下焦者、不渴、若陽無陰號

訓[illegible][illegible][illegible]屋　[illegible]

花、又當用腎氣矣、

黄栢鹽炒　知母鹽炒各一錢　肉桂一錢　蜜丸

閉癃不渴下焦患。濕熱相壅步履艱。火逆上衝嘔噦喘。栢知滋腎桂通關。

黑地黄丸　脾腎不足、形瘦無力、面色青黄、又治血虚久痔也、

蒼朮油浸或米泔浸　熟地一斤　五味子半斤　乾姜

春冬一兩秋七錢夏五錢棗肉丸米飲或酒下

健脾補腎地黃、張。面色青黃、質瘠尫。養血養陰甘慶地。宣陽宣欝苦茅蒼。還滋腎水生津味。更燥脾涎叔濕姜。棗肉為丸將米飲。血虛久痔古云良。

唐鄭相國方、虛寒喘嗽、腰腳痠痛、故紙屬火、煖龍火、胡桃屬木溫肅火、故相須

骨脂補骨脂即破故紙十兩釀醇蒸。為末卅兩胡桃去皮肉搗爛勻。腳軟腰痠寒喘咳。蜜調自飴美酒下清晨。不飲者蜜水調忌芸薹羊血芸薹即油菜也

楊氏還少丹　脾腎寒、血氣乏為患種々、丹溪去楮實更名滋陰大補

打老兒丸　熟地　山藥炒五錢　牛膝酒洗

記憶方詩　補類　八十六

訓惜君諸樹參　三十六

巴戟枸杞湯泡炒　楮實子去浮者　枸杞子　石菖蒲
遠志甘草湯製　茯苓去筋神　杜仲薑水炒　五味子子蜜水拌蒸一時搗餅焙乾
山茱萸各四兩　小茴香　續斷三兩　蓯蓉切片炒酥五兩
蜜丸或加棗，空心午前臨睡鹽湯任下。

還少丹，培腎與脾，身蒸盜汗漸消肌。枸萸仲膝身當健，苓藥茴菖食也思。楮戟蓯蓉淨齒痛，味萸遠消泄精遺。苓教神易如川斷，百歲娘親打老兒。

東垣升陽益胃湯　脾胃虛倦欲臥、

黃芪二兩　人參　炙草　半夏一兩脈濇者用

白芍炒　羌活　獨活　防風秉以秋旺故以辛溫散之

橘皮留白四錢　白朮土炒　茯苓小便利不渴者不用　澤瀉不淋不用

柴胡三錢　黃連二錢　每服三錢薑棗煎

灑淅憎寒慘不歡。身沈嗜臥節疼痠。瀉同芍藥溼溲變。澤泄肝芍和脾

柴與黃連口舌乾。柴因口苦連爲舌乾　羌獨升陽能快體。益胃可加餐。

中和六子參朮苓草半橘薑棗　令知味。降濁升清一枕安。

又益胃升陽湯　經後凝結血塊、暴下、脾虛水瀉、

補類

即補中益氣湯、加炒神粬黃芩、

補中益氣麴還芩。益胃升陽至得名。經後血凝〻暴下。脾虛水瀉有何更。

又人參清肌散　午前潮熱、氣虛無汗、加姜棗煎、

午前燥熱散清飢。首用人參氣力微。半麴夏炙甘艸苓茯赤芍。柴胡乾葛朮白当歸。

又白朮除溼湯　又治汗後發熱、

白朮一分　人參　茯苓　炙艸

柴胡五錢　生地　骨皮　知母

澤瀉七錢　每服五錢如有刺痛加當歸七錢小溲

利苓瀉減半

身蒸午後(熱發)湯除濕。溺赤(小便色黃)風憎(背惡)四末泥。肢白朮知柴甘

艸澤赤苓生地骨皮參。

(叔微)人參散　白朮　炙艸　歸身

人參　茯苓　白芍　柴胡

乾姜葛　半夏　黃芩

補類

二十八

虛勞寢汗豈徒虛。熱客於經倦我軀。邪熱客于經絡倦怠活血除煩煩熱歸
赤芍。解肌退熱葛柴胡。頭痛目昏合半聊須麹。痰嗽宜芩或是桔。
散是人參苓朮艸。三錢一劑蔓相圖。加姜棗

東垣補脾胃瀉陰火升陽湯　每服三五錢不能食、肌肉消、本病也、左関脈緩弱、本脈也、
脈或兼弦症、見四肢悶瘦、難轉筋等三此、肝之脾胃病、当加風药、脈或兼洪症、見肌熱煩
熱、面赤、等三此心之脾胃病、加瀉火药、脈或兼澀症、見短氣、喘、欬、痰多、皮澀三此肺之脾胃病、
当加瀉肺、或補氣、脈或沉細症見善欠、善恐三、当加泄腎水、
及瀉陰火之药、屢方者当縱去法、加时令药、

飲食傷胃。勞倦傷脾。而生大熱。火邪乘之。脾胃兩虛。右関緩弱。
肝刺熱淫。弦數浮是。素補脾胃瀉陰火。升陽湯最為妥。參七錢者

一兩益氣升柴梢升清，芩（七錢）連（五錢）酒炒草炙膏輕，（少許夏用餘氣）羗活驅風。
一兩蒼朮（泔浸炒一兩）却濕，欲知證之黃，須讀東垣集。

煨腎散（局方）　腎虛腰痛　猪腰子一枚

煨腎脊疼一豕腰，批開醃水入鹽（少許）椒（花椒），摻將杜仲（三錢）末荷包（薄）
取，更紙三層帶濕燒。（煨熟[illegible]下）

紫菀湯（海藏）　肺傷勞嗽吐痰血肺痿

紫菀湯治氣極深，嗽痰吐血火刑金，開壅緩逆惟甘桔，長液生
津是味參，清火直教知貝在，保金合向菀膠尋，雲苓色白堪通

補類

二十七

[illegible]

肺。蓮子加時好息心。

此葯味在上一个湯頭

紫菀洗淨炒　阿膠蛤粉炒　知母　貝母一錢去心

桔梗　茯苓　人参　甘艸五分

五味子十二粒　食後服一方蓮肉

脅戰百合固金丸　肺傷嗽喘

生地二錢　熟地三錢　麦冬一錢半　百合

芍葯炒　當歸　貝母　生甘艸一錢

元參　桔梗八分

欬血咽癖肺受傷。戢菴百合固金湯。麦冬桔梗甘歸芍。貝母元參二地黃。

[illegible]　補類　[illegible]

記憶方詩

和類

語溪陳雪岑抄錄

靈樞半夏湯　半夏一升　秫米五合　以流水千里以外者八升揚之萬遍取其清五升煮炊以葦薪火沸置秫米徐炊令竭一升半去渣飲汁一小杯日三稍益以知為度故其病新發者覆杯則臥汗出則已矣久者三飲而已也

衛獨行陽奈睡何。陽蹻脈滿不陰通。（不得入於陰陰虛故目不瞑）通陽半夏通陰秫。不臥原從胃不和。（胃不和則臥不安經文）

記憶方詩　和類

訓蒙方論卷一集

素問蘭草湯　口甘者、名曰脾癉、其人數食甘美而多肥、其
氣上溢、轉為消渴、治之以蘭、除陳氣也、
口甘消渴病脾癉。岐伯除陳氣以蘭。此草即今省頭草。辨蘭諸
說要參看。載在本草備要中。認庵論頗佳

金匱橘皮湯　嘔噦支厥、　橘皮四兩　生姜半斤

橘皮竹茹湯　胃虛而熱、或吐利後作呃、
十人參　竹茹　橘紅二錢　炙草一錢
生姜五片　大棗一枚

肢寒嘔噦橘皮湯宣發中陽散厥差呃逆無寒參朮棗竹茹相
繼奠虛陽久病虛羸嘔噦加半夏赤苓麦冬枇杷葉

局二陳湯　治一切痰飲在肺則咳在胃則嘔在頭則眩
在心則悸在背則冷在脇則脹

半夏姜製二錢　陳皮去白　茯苓一錢　甘草五分

加姜煎風南星白附皂角竹瀝寒半夏姜汁火石膏青
黛濕二朮燥萎杏食查麦神麯老枳實海石芒硝氣香
附枳殼脇皮裡膜外白芥子四肢竹瀝

話州、孫話杯、屋

導痰湯　治頑痰膠固、非二陳所能者、加胆星、枳實、

局方加飲二陳湯〇半夏、陳皮、苓、草、姜〇膠固頑黏、須胆、枳〇導痰悍

利、比衝墻〇加胆星以助半夏、加枳實以成衝墻倒壁之功

宣明黃芩二陳湯、即金匱茯苓半夏湯　並治熱痰、

芩、橘、半、苓等分　草減半、姜三片

景岳紫陳湯　感冒風寒、咳痰發熱、痞滿、

柴胡二三錢　半夏　茯苓二錢　橘紅錢半

炙草一錢　生姜五七片

水鍾半煎七分、食遠温服、寒甚細辛七分、惡風氣滞、蘇葉錢半、冬月寒甚、麻錢半、氣逆多嗽、杏仁一錢、痞滿氣滞、白芥子七分、

又和胃二陳煎 胃寒嘔惡、噯氣胸滿、

乾姜 炒二錢　砂仁 五七分　橘皮　半夏

雲苓 錢半　炙艸 七分

又苓朮二陳煎、飲停心下、嘔吐吞酸、

猪苓　白朮　澤瀉　橘皮

[illegible]

半夏　茯苓各錢半　炙艸八分　乾姜炒一錢

熱痰黃芩二陳湯、柴陳煎乃風為傷。和胃二陳、生姜。不寒噯喔

滿、砂、干姜。吞酸吐水寒飲積，去砂、苓、朮、澤、猪、白。

景岳金水六君煎　陰虛外受風寒咳喘痰多

二陳加　當歸二錢　熟地三五錢

金六君子湯　氣虛欬喘、飲食少思、

四君子加半夏、陳皮各錢半　即二陳加參朮有棗

景岳六安煎　治風寒咳及痰氣逆、

即二陳加杏仁錢二 白芥子五分 七 寒甚不易散細辛、嚴寒、
麻、桂、風、防風、蘋葉、頭痛、鼻塞芎芷蔓荊、寒熱、紫蘇、薑、肺
胃火而欬不止黄、芩、甚者知母石膏、氣不順藿香錢半、
脹厚樸、陳。
好是知方祖二陰虚金水地歸身。君因氣乏參冬朮。安為邪干
芥杏仁。

仲景 桂枝湯 傷寒卒病、合論宜讀、故不及主治、

桂枝 白芍 甘草 生姜二分

和類

[illegible]

大棗十二枚　分三服

脉浮自汗桂支湯。熱粥須臾斷藥嘗。生芍除煩營弱棗。炙甘緩逆衛强姜。

又　小陷胸湯

黃連一兩　半夏半升　栝樓大者一枚

結胸按痛熱痰留。脉似盤珠滑利浮。半夏消痰連瀉熱。中含津液一瓜蔞。

又　半夏瀉心湯

半夏半斤　黄連一兩　黄芩　甘草三兩

人參　干姜三兩　大棗十二枚

生姜瀉心湯　即前方加生姜四兩去棗

甘草瀉心湯　即半夏瀉心湯加甘草一兩合四兩去參

痞虛半夏瀉心湯。參草芩連棗母姜。加號生姜無棗服。僅名甘草不參嘗。

金匱　小半夏湯　嘔吐、穀不得下、有飲、

局方　半夏五錢　生姜二錢半

已悪方可录　和類　上

詳[illegible]之有一兩錢、虞

又大半夏湯　胃反食入即吐、外臺云、嘔而心下痞鞕、

半夏二升洗完用　人參三两　以水一斗二升和白蜜一斤

楊之二百四十遍煮葯取二升半溫服一升餘分再服

半夏湯方仲聖裁。大黄、參蜜小姜読。胃反即吐原金匱。心痞頗

嘔借平出外臺。

三因葶藶大棗瀉肺湯　上氣喘急、身与面目俱浮、鼻塞聲

重、不聞香臭、胸鬲脹滿、将成肺癰、　水二鍾先將大棗

十枚煎至一鍾入炒甜葶藶細末二錢至八分食後服

面浮喘脹息臺胸。鼻不聞香肺欲癰。瀉肺三因葶藶棗。應須先服小青龍。

仲景 小柴胡湯

柴胡 半斤一三錢　人參 三兩二三錢　甘草 三兩二七分　大棗 十二枚擘分二枚

半夏 半升二錢　生姜 三兩三片　水斗二升煮取六升去滓

再煎取三升分服。溫三服。煩而不嘔、去夏、參、加瓜蔞實一枚、重四兩、腹痛去芩、加芍三兩、脇下鞕、去棗、加牡蠣四兩、心下悸、小便不利、去芩、加苓四兩、不渴外有微熱、去參、加桂、三兩，覆取微汗。咳去參、姜、棗，加五味子半升、干姜二兩。

往來寒熱小柴胡，嘔而發熱相將便所須。芩、夏、姜、棗、參進退，箇中柴、草獨相俱。

清脾飲（清生）寒少熱多、瘧脉弦數，露一宿服於瘧前用。和瘧疾（繼日皆夜分，疾日瘧者候）每清脾。口苦咽乾溺澁宜。朮（白土炒）、朴（厚醋炒）、青皮、芩、（炙）草果。小柴胡不棗參見（小柴胡湯去參棗，為夜時。再按疾之為言淡也，其候以夜）

（仲景）黄芩半夏生姜湯　即黄芩湯加半夏生姜，以其嘔也。

附 黃芩湯 炙甘草二兩 大棗十二枚
黃芩三兩 白芍二兩 太少合病利
乾嘔如何更利哉。黃芩半夏及生薑。半夏半升 生薑二兩 和陰芍藥和陽草。大
棗和中是少陽。
景岳 大分清飲 熱閉溺不利、或胃腹下部極痛、濕熱利尿
血、
茯苓 澤瀉 木通二兩 猪苓
梔子或倍 車前子 枳殼錢半 內熱甚芩栢胆
已畢方當可錄 和類 乙

論怀 [illegible] 錢 [illegible]

草之屬大便鞕脹大黃二三錢黃疸溺澀熱甚茵陳
二錢畜血腹痛因熱紅花青皮錢半入寒類

又小分清飲　小水不利濕脹不受補
茯苓　猪苓　澤瀉
小厚朴一錢　苡仁二錢　水鍾半煎七分食前服陰虛
水不達生地牛膝二錢寒滯不行肉桂

分清枳瀉茯猪苓。大小須明濕熱因。朴苡梔通緣熱設。苡仁
厚樸濕教陳。

又二朮煎　肝強脾弱氣泄濕瀉

白朮炒二錢　蒼朮米泔浸炒一錢　芍藥炒黃二錢　陳皮炒錢半

甘草炙一錢　茯苓錢半　厚樸姜湯炒一錢　木香七分

乾姜炒黃一錢　澤瀉炒錢半　水鍾半煎七分食遠服

脾虛濕泄料肝強。二朮為煎茯木香。焙瀉炙甘還製朴，炒陳炒芍炒乾姜。

局方逍遙散　肝燥骨蒸、咳嗽、寒熱、口乾、便濇、月事不調、

柴胡一錢　白朮一錢　炙草五分　白芍酒炒

已蒸中句如泉　和歎

當歸一錢　茯苓一錢　薄荷少許

薛氏八味逍遙散　怒傷肝血少目暗　加丹皮梔子

八味逍遙自立齋。草和散鬱薄荷柴。脾經苓朮肝歸芍。丹皮梔心入更佳。趙養葵醫貫用吳萸炒連小用丹梔論五鬱頗近理

景岳排氣散　氣逆食滯腹痛

陳皮　藿香　枳殼一錢半　香附

澤瀉　烏藥　小樸　木香一錢

食滯查麥寒滯姜桂吳萸氣逆芥沉青檳嘔惡痛半丁

少腹小茴疝茘枝

食脹帶痛悉排氣香木藿橘皮枳良莎根澤瀉逢烏藥查麦食

滯寒茱萸吳姜乾氣逆之甚沉香青皮柳根少腹疝茘核小茴喔

更有白芥皆飲運氣

而兼痛半夏丁香

又

廓清飲 三焦壅悶膈脹氣道不清小水欠利通身

腫或單腹脹氣實非水

枳殼二錢 小樸 陳皮錢半 澤瀉三錢

大腹皮 白芥子錢二 茯苓三錢連皮 蘿蔔子生搗一錢能食不用

記憶方詩少服 和數

乙

[illegible]

内熱多火小便数梔還身黄溺不利茵陳小腹脹大便
堅不通生大黄三五錢　肝滯脇痛青皮氣滯胸腹疼烏
葯香附食滯胸腹山查麦芽
氣腹廓清宜斟加酌減施瀉苓已痢矣枳朴復通之芥子研蘿
子陳皮洗腹皮咸塵須体認休道盡如斯

又　十香丸　氣滯寒痛　為末酒糊丸弹子大化服癈酒

下

諸痛多從寒氣來十香丸好復麿閑煨燒茘枝核煨過皂角微火燒烟尽陳皮烏

台藥澤瀉香附酒炒丁沉木香俱小茴

機要大秦艽湯　手足難運舌强難言景岳先生曰此湯自河間東垣而下俱用為中風之要藥夫外六既無六經之形證而胡為用羌辛白芷內又無便溺之阻隔而何以用石膏芩苓之類其為風寒濕痺而血虛有火者乃其宜耳

秦艽方法亂無章錢白芷黃芩兩雜防風君此參無苓朮草物他地有芎藭當歸邪奚必黃生熟固正何須活獨羌兩地兩活七分既有

記憶方詩抄錄　和穎

訓時之不訓者厭　　木

辛（細五分）溫寒含骨○文何府熱欲膏（一錢）名涼○（春夏加知母天陰生姜心下痞枳實）

東垣平胃散

厚樸（姜製）　陳皮（去白五分）　茅朮（米泔浸炒八分）　甘草（炙三分）為末每

服二錢（太少）水一鍾姜三片棗二枚（太過）煎七分去渣溫（以散為湯）

或去姜棗入鹽一少捻單用沸湯點服（此法是）加參（名參

參平胃散

不換金正氣散

厚樸　蒼朮　橘紅　藿香

半夏一錢　炙草五分　姜枣水煎

平胃應益漫枣姜橘紅炙草樸苓蒼要知正氣除嵐瘴不换金

遙多半藿香 陳皮 有参 苓 煨木香 方

滌痰湯　清心湯

舌强痰迷合滌痰湯 人參一錢 温胆 麦冬 枳 苓 茹 橘紅 甘草 半下 姜五片 入菖 石蒲 南星 製

清心散硼砂 黛 青 冰片 牛黄 小字 薄荷 蚕 洗 水 薑 椿 擦汁 舌本 採 捋药 末 蚤

水调 舌本上

仲景乾姜黄連黄芩人参湯

和類

[illegible]

相火肆逆誠咒殘，非惟善飢更嘔酸。法宜姜勝後參益，黄芩清胆連清肝。此湯原出漢張老，食入即吐投便好。余也不求甚解究，適有會意而偶湊。

[illegible]

又

猪苓湯

少陰病下利六七日，欬而嘔渴，心煩不得眠。安謐滑石澤瀉茯苓阿膠猪苓湯，通溺退熱亦可必。（陽明病脉浮發熱渴欲飲水小便不利者猪苓湯主之名一方）

又

五苓散　本方去桂名四苓

太陽汗後尚存表，浮數脉煩渴飲不了。或入即吐水逆行，或雖

飲多溲溺少○澤朮猪苓茯四苓均○表中利水有五苓○多服煖水
少加桂○水精四布行五經○

透經解攣湯　水湯煎

透經解攣湯○風熱骨癱當○血行川芎朮○蘊歐風荊芥防○風紅花
丁乙苦○白芷戊庚香○能降能升料○可宣可燥兔○鮫穿情思毒○蟬
脫性清涼○肝氣天麻叔○麵寒溫血當○歸

仲景烏梅丸　苦酒醋也浸一宿去梗蒸熱和藥蜜丸

厥陰為病主烏梅○信百證木何須見吐蛔○母臀栢黃滋消渴止○子

己丑六月廿日錄　和歎

計什方計者錄　卜已七

心連黃一斤瀉熱疼開〇枝桂兩歸當兩自喜其藏得〇姜乾兩細辛兩从辛所欲

〇求椒以去目四兩附子炮兩溫通參補蓋〇六兩溫涼並用味蓋談〇

局方五皮飲一作散面目虛浮四肢腫滿心腹膨上氣喘兼治皮

水胎水膚腫臚脹一作澹寮方五茄皮地骨皮大腹皮茯苓皮生姜皮等分剉每服三錢水盞服一方茄皮易陳皮

羅氏五茄易桑皮治病後浮腫小便不利脉實大澹寮

方大腹皮陳皮姜皮炒桑皮赤苓皮　每服五六錢

面浮肢腫溼侵脾〇氣漫肌膚用五皮〇腹骨苓姜茄等分〇橘桑澹

合骨加離〇

(岳鼎)小和中飲　食滯積聚脇悶胎氣　嘔半夏火鬱山梔

(又)大和中飲　脹甚芥子寒嘔炮姜痛木香ミ附烏藥

小大和中橘(为皮)樸(为厚)查。(不肉)看明聚(氣)積(形)擬相加。聚將姜(三片)

豆(不藊炒)苓(不)生草。(卜不)枳實(不)砂仁(卜不)澤(为瀉)麥芽。(不)

(簡易)七寶飲　次日當發面東溫服頭煎須臾再服二煎、

痎瘧七寶。飲食鬼都好。樸(厚)梹(榔)菓(草)常(山)青陈(皮)甘草。(不酒)

(一鐘)水(一)鐘同煎。渣亦如前。(煎浸)各露(宿一)當(日發之)蚤。面東飲痊。(神效)

(又)四獸飲　治諸瘧和胃消痰　每服四五錢水鐘半煎

調中六君子湯　十四

人參　白朮　茯苓二錢　炙草一錢

陳皮　半夏　草菓　烏梅錢半

大棗三枚　生姜五片　右咀以鹽少許醃食頃紙厚

裡慢火煨香熟

消痰瘧四獸。草菓吉烏梅。姜棗六君子。鹽醃濕裡煨。

千金葦莖湯

葦莖三斤　苡仁半斤　桃仁五十枚　瓜瓣半斤

水一斗先煮莖得五升去渣納諸藥煮取二升合二服

當吐如膿 薛氏曰今時用芦根性寒除熱冬瓜子性急趨下合之苦苡仁成潤下之劑借治肺癰其義頗善

欬咯膿痰用葦莖。大蘆之梗認須真。要知辨是絲瓜絡。血分桃仁氣苡仁。主降如今小葦莖。蘆根相代假成真。小知辨義冬瓜子。桃用殊難杏苡仁。

景岳 追瘧飲 凡瘧氣血未衰散後不止以此截之屢驗

製首烏一兩 歸身 甘草 柴胡

半夏 青皮 陳皮各錢 河井水各一鍾

煎渣亦如之同露一宿次早温服一鍾飯後一時許再服

記憶方詩抄錄 和藪 十二

[illegible]

追瘧相承玉露初。兩鍾水合井河俱。邪張便可青陳服。正困何妨歸艸扶。宣理陰陽辛半夏。和調寒熱苦柴胡。肝家要药誰為主。入夜交籐製首烏。

濟生鱉甲飲子 瘧久不愈脇下結塊名曰瘧母即是肥氣。此飲仲聖鱉甲煎丸脫胎然不及後賢足又可三甲

瘧母經年左脇中。濟生鱉甲飲多功。脾家合補黃芪朮。白肝臟宜調白芍芎。瘧進烏梅同菓截。堅投柴樸厚與根柳攻。七姜一棗安營衛。理氣和中草橘紅。各等分烏梅少許鱉甲醋炙

痢疾煎方（滿初倪氏）

青皮　檳榔　当归　白芍　桃仁　黄芩　黄连　枳壳
地榆　红花　甘草　川朴　木香

注下（即今之痢經文）初時用此方。青皮消積墜（成重）檳榔。和當歸（當）芍（白）桃仁研粉。瀉熱芩連（黃）枳（殼）去穰。血地榆紅花（酒炒）緩草（甘）。氣山查紫樸（厚）薑裹調香。（太）白（經云白沫即今白痢）加橘（皮）去榆桃粉。滯（河間謂滯下之滯）澀（理急後重）應酒須大黃。

又加減方

痢經半月未全功。加減方添廣橘紅。不用箇中惟枳樸（樸）。祇餘生（芩連俱酒炒）合旁通。胃弱脾衰痢月餘。法當補理不如初。芩連（酒炒）

說情若說木乍 十六

芍橘還清理。白术人參當歸是補虛。

又 瘧疾三方

瘧邪平胃蒼术厚朴炙草陳皮二陳湯。半夏茯苓柴胡入威靈仙加又進榔。梹頭痛甚

來須白芷。用河井水也生姜。

初方三劑未能堪。第二新鮮何首三。錢一錢术白歸當靈威仙二

錢知母鱉。甲八柴胡芩黃茯苓橘皮三甘。炙草俱分

中方之後有三方。即是東垣益氣湯。搖入加何首烏知母或蒿子

麥。芽不標所自甚荒唐。或加何不知不 或加蒿不麥不

景岳芍藥枳朮丸　食積治小兒腹大脹滿時痛

白朮（二兩 麩炒）　赤芍（二兩 酒炒）　枳實（一兩 麩炒）　陳皮

荷葉湯煎老黃米粥為丸米飲或白滾湯下

腹膨時痛食傷脾。小節兒童或凸臍。枳朮丸頭加芍藥。陳年廣橘末經題。（題一作堤）

仲圣黃連湯

黃連　乾薑　桂枝（三兩）　人參

炙艸（三兩）　半夏（半斤）　大棗（十二枚）

[illegible]和顆[illegible]

訓懺考證秘錄　　廿七

腹痛邪堪欲嘔何。胆中有熱胃中邪。瀉心半夏將芩去。湯是黃
連即桂加。

東垣半夏白朮天麻湯　大陰頭痛每服五錢

痰厥頭疼痛如裂麦半朮。白麻。天嘔噁心煩悶厥支冷重身如山眩昏花。眼黑蒼
朱泔柏酒下煮還蚤。乍姜乍干橘乍皮參苓瀉乍麴神炒木茅。麦芽半夏麻乍白朮木

一百除濕湯　腹痛身重足軟便泄

對金飲子　腹脹身重肢瘦膚浮食少進

除濕平胃陳二入藿香。渾身重著便清溏。對金飲子桑皮平胃散

蒂。腹脹書浮也濕傷。

（仲聖）旋覆代赭湯

傷寒三法（發寒若吐若下）解後傷心。痞鞕（心下）宮城噫氣（俗作噯）侵。（不除也）旋覆（三兩）名

湯代赭維。（一兩）棗（十二枚）姜（五兩）半夏（半升）草（三兩）人參。（二兩）

又旋覆花湯　半產漏下（王葉二公移治鬱傷絡脇疼）

旋覆花（三兩）　葱（十四莖）　新絳（尺許）　水三升煮一升

半產通方旋覆花。移將治鬱保堪誇。絳散理血葱調氣。脇痛還

應擇品加

證情大證本金　十八

健脾丸　脾虛胃弱飲食不消　米飲下

食物難消合健脾。其丸須以麯神為糊之。麥芽炒用消穀查山用半去核

消肉。枳實麩用朮白土炒用參用陳皮用並補施。

保和丸　飲停食積痛瀉痞蒲瘥痢吐酸

保和到底是連翹。朱神麯炒用山查用去核或去核弁有力酒肉消。橘皮朱半夏用疏痰

苓茯用滲洩。麥芽萊菔朱炒微焦。

丹溪越麯丸　統治氣血痰火濕食六鬱胸悶吞酸嘔吐

香附醋炙　撫芎　梔子黑　蒼朮泔浸

神麯　　麹和丸　　氣鬱胸脇痛木香檳榔血鬱
支解能食梔仁紅花痰鬱動則氣喘呼寸脉沉滑南星
半夏瓜蔞海石火鬱昏冒便赤脉沉數青黛濕鬱体痛
遇陰發蒼芷食鬱噯酸飽不能食麦芽山查經云金木水火土之鬱泄達折發奪之
治此六鬱者乃後賢之創說也　照方減半夏麯為是
噯悶吞酸堪越麹。鬱既六來藥應六。氣香附為君者是餘方此　血㮄芎濕茅
蒼朮。火梔痰食半神麯。

東垣潤腸丸　　腸胃有伏火便秘不食　　蜜丸一方有防風

[illegible]

腸中伏火不思餐。血結風淫大便乾。血秘歸尾桃仁風秘活。羌
黃大通麻仁大滑潤腸丸。煨熟大黃。大酒浸歸。歸炒枳實亦潤
腸。等分而丸以蜜。治肛澀燥之痔瘡。

大黃名潤燥

通幽門即胃下脘不通為氣上吸門衝。吸門即會厭氣喉上掩飲食再噎塞澀大便難艱脘下不
通。二地生熟滋清歸身艸炙不緩。麻升榔檳降潤及桃仁紅花。

丹溪韭汁牛乳散 嗜酒食辛燥辛暴多怒積久脘有死血
食下作痛便秘胃反。有痰姜汁血偏去牛膝加陳酒

胃中留死血。食痛秘枯翻。韭汁合牛乳。辛甘盡是温。（等分時呷）

醫林桑皮散　熱壅血腥咳嗽連聲氣不得透（相應入散類）

咳嗽連聲氣不通。桑皮散理上焦壅。肝多逆氣須荷（薄）鮮。肺有積痰要桔（梗）鬆。赤茯（苓）通時葶、（藶）利膈。黃、芩瀉處枳（殼）開胸。柴升前（胡）降和甘草。（分炙等）不引惟將水幾鍾。

良方前胡散

熱、咳前胡散。心（胸）煩（熱）滿唾稠。（粘）麦（冬）桑（皮）（各）甘（炙草）杏（仁）（不各）貝。（母前胡各）利膈復清喉。（加姜三片）

[illegible]　和穎

諸怖三診括錄

濟生百花膏　咳不已或痰中帶血

咳痰頻帶血。百合（焙 干）款冬花。（等）蜜丸如龍眼。含香入絳紗。（卧 碧）

丹溪生韭飲　食膨久則胃脘有瘀血作痛大能開提氣血

脘痛瘀難開。桃仁（去皮 研細）數十枚。一鍾生韭（自然）汁。和酒（溫）兩三杯。

活絡丹　手足不用日久不愈經絡中有濕痰死血

濕痰死血活絡丹。溫酒（或茶 清）任下二十丸。胆星（一分）清痰而平肝。乳

香溫沒藥平宣瘀痰。（各一分）川烏（去皮 炮）草烏（又）大毒制難最。（一分）鹹寒下走地

龍乾。（去土焙 一分）蜜丸梧子大

狼方　遊山方　等分為末，酒下

心脾痛作。遊山方，索。艸菓元胡。靈脂，沒藥。酒調三錢。服之病却。

有詩云云。傳自蘭石。原詩云艸菓元胡索靈脂并沒藥調酒一二三錢一似手拈却

聖惠雙荷散

藕節七枚　荷葉頂七个

直指側栢散　飲酒煩勞氣血妄行須臾不救又治九竅出血而

蚤調檑節蒂。暴吐血双荷。口鼻如泉湧。荊芥穗燒炭　人參不側栢葉並各半多。

為末三錢飛羅麵三錢汲水調稀啜服

記憶方[illegible]　和歎

簡易虎骨散　半身不遂肌肉乾瘦為偏枯　為末食後下

偏枯虎骨最相宜。忌麻黃惟此潤筋去風　赤芍兩肝家白朮兩脾。養血當歸

兩和止痛。舒筋續斷兩補生肌。風濕癱瘓烏蛇理。兩因骨弱瘻痾

白虎兩隨。藁本辛雄通上下。一兩酒調一木莫遣曉風吹。煩癢生地寒利天雄

海藏愈風湯　即季卿古拜散　酒沃黃芩調童便亦可

交加散　等分為末每服一錢水一鍾酒少許煎

亡血汗多胎產後。筋節搐搦攣膝肘。舉卿古拜即愈風。先炒豆

大黃芩沃以酒。取汁取汗調荊芥穗末勿濃厚。用服三錢氣盡否。君不

見新產昏(不省人事)戰口流涎○交加歸(當)荆(芥穗)加酒煎○(酒少許 水一鍾)為細末○服
三錢○服服相灌可回天○

史國公浸酒方　即萬病無憂酒癱瘓肢頑口歪骨痛一
切風痺致難盡述絹袋盛安一斗無灰酒內封十日可服
取飲時不可面向罈口恐藥氣衝人頭面飲不可間
酒盡將渣曬乾末糊丸酒下忌發風動氣物

萬病無憂酒○防風(去蘆)蘚(萆)節(松二)茄○(根乾八兩 飯上蒸熟)秦(艽)歸(當)牛(膝)鱉甲○(炙 另)
羌(活二)枸(杞五)虎(脛骨酒浸一日 燈草酥炙)蚕砂○(晚 另)

和類

訓[illegible]

東垣清暑益氣湯　肢倦疼氣悗促熱煩汗渴溺數便溏少

穀

炎蒸溽暑漫難持○清暑湯方正此時○麻（升）可升清濕兩朮○（蒼朮　白朮）瀉

能降濁（澤瀉）伏雙皮○（陳皮　青皮）當歸（半）養血神麯（末）消食○甘草（炙）和中葛（乾葛）

解肌○黃柏（半）泄濕薑棗末○生津麥（冬）味（五）益參人耆○（黃耆）

局方香薷飲　暑熱腹痛或有霍亂吐利煩心　每服五錢

附丙方

陽暑中宮病○香薷（一斤）樸（厚朴　薑製）豆（白扁　炒　各半斤）茵○草（甘）苓（茯　半斤）為五物○（香如飲或頭痛或昏憒）更有

入黄連〇名黄連香茹飲

和劑蘇子降氣湯　虛陽上攻氣不升降上盛下虛痰涎壅

盛喘嗽喉血或大便不利　血隨氣升出自口鼻加參

膠唯縄

蘇子當頭降氣湯〇一無肉桂有沉香〇痰涎前胡半夏小乞和厚朴伏氣

血甘帳當歸正自彊〇若降樸能驅彊氣〇辛通桂片可歛虛陽〇陳

皮去白姜生用〇血液參人膠阿自肯堂〇王姓

醫林小降氣湯　彊氣在上痰涎壅盛

記憶方詩　和類　一三三

醫林小降氣。潤壅遣堪驅。順氣台烏藥。宣中蒙紫蘇。二錢 二賢曾

是倡。陳皮 禾炙 卌朴 各二賢 散 獨藥 禾當為獨 得以為稱 亦非孤。大棗生姜引。相須克也

矣。

三因 七氣湯

局方 四七湯味同 心腹絞痛不可忍及痰阻喉間咯不出

嚥不下或脘痞氣急痰喘

七情鬱結病多端。七氣湯合四七看。如吉如梅喉底滯。似鍼似

刺喝間乾。夏 五半 苓 四茯 止嘔痰能去。蘇 三紫 樸 三厚 除痞脹亦寬。遲棗

或三紅棗四局。生姜五煎服報平安。

寶鑑川楝散

川楝子一兩巴豆十五枚打破全炒黃去豆　木香　小茴鹽水炒

荔核散

大茴炒　沉香　木香　青鹽

食鹽一錢　川楝子　小茴香　荔子核四枚新者炒焦製

川楝散、治諸疝。大小茴、儘堪辨。大沉青食茴荔核。乃治睾腫而痛劇。為末酒下

已急方歹少良　和款

一一九

蕪荑散 心痛不可忍有休止

蕪荑辛苦 雷丸苦寒炒 漆辛溫一兩炒令煙盡 右為細末大人禾小兒半溫水調服 直指用蕪荑雞心檳榔各二禾木香不為末作一服五更時先嚼炙肉以酸石榴根湯調服

榧子煎 四十九沙濾水半盞砂鍋內煮乾每月上旬空心食渴七枚七日已盡一方百枚盡服小能服盡者五十九

青綠黃連是絞腸。蕪荑溫涤苦寒當。（俱殺蟲）要他寸白盡為水。榧子糖煎漆七枚。

金匱候氏黑散

金匱候氏有黑散。西昌喻老傾心讚。中風支重心惡寒。風熱扶濕陽塵斷。久塞其空六十日。卌菊（花）八桔（梗）十防（風）朮。（白）參（人）苓（茯）芎（藭）歸（當）薑（干）桂（枝）辛。（細）苓（黃）蠣（牡）礬石三分毫。

又

栝蔞薤白白酒湯

又

栝蔞薤白半夏湯

[illegible] 和劑

謙懷秘訣抄録　二十五

欬唖聞音潤桔梗。背疼難滑泄胸頭。陰痛短氣流行酒。徹背通心轉半樓。

（萬氏）定喘湯　風痰喘

肺虛膈熱冷風吹。氣逆哮痰涎定喘宜。半夏（一錢）消痰疏杏子。（一錢五分）款冬除嗽利桑皮。（蜜炙一錢）濇金白菓（二十一枚去殼切碎炒）麻開表。（黃一錢）請膈黃芩（微炒）草（五分炙）緩肌。欲降氣時蘇子得。（一錢）姜（一錢五分）麼不徹想宣尼。

（局方）六和湯

滌暑六和調和六。寒熱霍乱是暑伏。煩悶倦怠更嗜卧。口渴溺

赤㾶俱服。藿香一禾　厚樸一不　杏仁一不　半夏一　艸炙一不　扁豆炒　朮一禾　人參一禾　朮一錢　赤苓

一禾　姜三片　棗一枚　縮砂仁一不。

東垣葛花解醒湯　飲酒太過痰嘔而神煩胸塞支顫食少

溺澀

葛花　茯苓　砂仁　人參

白朮　白蔻各一不　青皮　陳皮

豬苓　澤瀉各七分　神麯　木香

姜五片用乾姜

[illegible]　和類

訓帖二石藥大全　二十一方

肢搖食減漸相萌。酒濕傷脾擬解酲。四子無甘煩或止。五苓不

桂溺還行。青依閉瘧痰涎降。砂蔻寬胸嘔吐平。神麯香消磨香

散解。葛花何事得專名。

暑解肝益　暑急寧上陰滯腸蒲黃火直化肝

橘紅　茯苓　砂仁七分　生姜三五片

藿香　芍藥不　厚朴八分　半夏

暴折或腹腸。陰凝合解肝。嘔逆將夏吐止。更對姜安。嚴縮腹調寧。

藿蘇六散寒。樸辛猶帶苦。芍甘更徹發。橘得清陽位。老甘湯

氣和腸痛（脇脹）加芥子○（木）附（高良）（氣）入枳（殼）香（附）（藿）完○

（東垣）中滿分消丸　中滿膨脹氣脹熱脹

中滿分消丸復湯○且論熱脹講丸方○芩連（朱）（檳）泄熱消人痞○樸（厚）（製）

枳（實）（朱）除膨理胃陽○苦母（知）鮮滌通瀉濕○（禾）後豬惟利燥姜黃○參

茯（苓）（禾）朮（白）（炒）半（炙）（不）陳皮（果）夏○（薑）（製）（不）快膈砂仁大楓姜○（乾）（禾）

（仲景）芍藥甘草湯　原治腳攣急以貫用治腹痛（兩設甘相合）（甲己化土意）

腹中不和兮時常作痛○芍藥甘草（炙）（多）為治兮其見與識迴出乎

脈○脈緩為傷水兮加桂枝與生姜○洪而加紅棗與黃芩兮是為

已景方為可取　和數　之

金之被戕。加當歸因傷血而脉濇。加芎藥是傷氣而弦强。遲為
傷寒兮、合加乾姜。脉之辨者既易。而證之可據者、君亦須記。寒
則疼而無增、減矣、或逆吐利。熱則痛而有休止矣、滿結為異。實
乃脹滿、不可手兮。（有虛寒如大建中證）虛乃按之、即止為不類。痛隨利減矣、
是為食傷。瘀血作痛、兮、痛處有常。痰阻不得升降兮、更察乎脉
之滑長。時作時止為虫痛兮、面白唇紅是所望。大腹多從食積
而斷決兮、繞腹多屬痰火與積熱。少腹頗有寃熱。痛寒居多且
慢說。更有因溺濇。或是瘀敗血。

寰州痛吐瀉要方　痛瀉不止久則加升麻煎丸均可

痛瀉劉氏有要方。瀉因脾弱痛由肝。強乃木賊而土傷。補脾白朮土炒三兩分。瀉肝白芍炒兩當。辛散香舒青州防一兩風。欲其醒脾而以氣陳皮務必炒香。稱戴氏論水瀉。附茲細端詳。不痛係濕色應淡。瀉而痛減是食傷。其色應黃痛一陣。腸鳴是火也應泡。秘或溏多或少瘥作慕。完穀、青穀、有屬火多是寒也今、其為氣虛也、故直乎其腸。

集驗溫胆湯　或加棗局方無茯神心虛參棗仁五煩熱連

麥冬口燥舌乾去夏加麥味花粉

十味溫胆湯　有用五味者

茹竹枳實炒因何入二陳。橘半苓草祇緣煩悸嘔涎頻。苦小眠夢遺驚惕仍

溫胆。十味參黃熟地遠志棗仁。一方有五味

枇杷葉煎　五噎立效　水鍾半煎七分作二次溫服

噎證枇杷葉。生姜廣橘紅。葉橘三錢姜末水煎溫得服。平易奏奇功。

仲景茯苓桂枝甘草大棗湯

汗後臍下悸。欲作奔豚未。苓桂甘棗湯。茯先勞水沸。

取三甲散　凡人有他病或久瘧或內傷血瘀或吐血便血咳血男子遺精濁枯女子帶崩血竭致肌削尫羸久燔脉數一感厲氣即不食不寐胆恍身疼不知者以為舊疾加重以絕穀脾弱身痛為血少不寐為神虛於是參朮培脾歸地養血苓棗安神愈進愈危愈危愈進以疫治治之則熱勢得問而瘟亦少安即穀食亦可少進矣祇脉之數者依然而肢體時疼胆腸常常錐痛過一七二七三七之期而不愈醫者活亂乃以藥而頻試

和劑

二十九

[illegible]

不知補之則有邪火熾瀉之則真氣傷滋之則膠邪愈固散之則經氣益空疎之則精日耗守之則死日近矣蓋知伏邪之潰不知表裡分傳而正氣衰微者不能托盡其邪其留而不去矣因與血脈混合為一而結痼疾也主客交渾最難得而解豈特過期不愈而已哉其所以肢體時疼者邪與營氣相搏也脉數身熱不去者新故之邪火並鬱也胸脇雖痛者火邪結於膜原而氣血為之痺阻也法當乘其大肉未消真元未敗之際而用是

是方多有得生矣
鱉甲　龜甲並炙黃或炙酥　穿山甲土炒黃並為末　蟬蛻洗淨炙乾
殭蚕白硬者生研　牡蠣煅為末　白芍酒炒　當歸
䗪虫乾者劈碎鮮者搗和酒取汁去渣入藥　甘草　水二鍾煎八分
濾渣溫服若素有老瘧者加牛膝何首烏各一錢胃弱
欲瀉者宜九蒸九晒若素有鬱痰者加貝母一錢有老
痰者加瓜蔞霜五分善嘔者勿用若咽乾作痒者加花
粉知母各五分素有燥嗽者加橘爛杏仁錢半素有內傷瘀

和類　卷三

訂中[illegible]　卷[illegible]

血者倍䗪虫，如無，以乾漆炒烟盡為度，研末五分，又及
桃仁搗爛一錢代之。服後病減半勿服，當盡調理之法。

原煎作散

甲散　穿山五分　龟鳖各一　二○輕　蝉衣　螞化　殭蚕○各一　䗪虫三个　可易桃仁
漆○　氣血還須歸五分　芍八分　甘○三分

又　遠原飲　溫疫初起●，先憎寒而後發熱、々後則但熱而
不憎寒也、初得之二三日、其脉不浮不沉而數、晝夜發
熱、日晡益甚、其時邪在伏脊之前、腸胃之後、頭疼身痛、

者乃邪熱浮越於經、不可認為風寒表證、輒用麻桂之
類強發其汗、此邪不在經、汗之徒傷表氣、熱亦不減、又
不可下、此邪不在裡、下之徒傷胃氣、其渴愈甚、
檳榔二不　厚朴不　草果五分　甘草五分
知母　芍藥　黃芩各不　水二鍾煎八分
午後服　按檳榔能消能磨、驅逐伏邪、除嶺南瘴氣、為
疎利之藥、樸味苦辛、走氣、蘊結堪破、菓雄烈、伏邪盤踞
可攻、三味協力直達其巢穴、俾邪氣潰敗、速離膜原、是

三臺方書夕录　和歎　十二

以為之達原也、更用知以滋陰芍以和血、芩為清熱之餘、草乃和中之任、若疫邪游溢諸經、當引用以助升泄、如腰背項痛、邪溢太陽也、加羌活一錢、如目眶眉稜痛、邪溢陽明也、加葛根一錢、如脇痛耳聾、寒熱、嘔而口苦、邪溢少陽也、加柴胡一錢、但證有輕重遲速之異、藥有多寡緩急之分、務在臨證斟酌、所定分兩大略而已、感之輕者、舌上白苔亦薄、熱亦不甚、脉亦不數、其不傳裡者、一二劑、稍重者、必從汗解、如不能汗、乃邪氣盤踞

于膜原內外隔絕表氣不能內通裡氣無由外達此時
無游溢之邪在經三陽加法不必用竟照本方可也每
見病家欲其汗衣被壅遏湯方熨蒸甚非法也感重
者舌苔如積粉滿布服藥後不汗解而內陷舌根先黃
漸及中央邪欲入胃乃三消飲證內消外消不內外
消也即本方入羌葛柴紫加大黃姜棗若脉洪汗出大
渴乃白虎證若舌純黃而有裡是又承氣證也有二三
日即潰而離膜原者有初得之三五日淹淹纏纏六七日

己亥六月日录　和敷

訂竹二方材用　三十二

陡然勢張者，乃元氣充者，邪易傳化，薄者不易傳化，設久病素虧之輩，縱感微疫，安能傳化，不傳則邪不去，而病不瘳，延纏沉伏，誤認怯弱，日進參耆，愈壅愈固，不死不休。

伏邪戾氣病成溫。脈數身疼飲達原。檳樸菓知芩芍艸。少胡太活又陽根。

綱目　綠礬丸一作散　治黃胖

綠礬丸六兩，以米醋于鐵鍋內炒七次，乾爲度，放地上出火氣

南星炒黄　神麯炒黄色，各一兩

大皂角（一片鍋中水煎爛揉出穀膠淨汁）　紅棗（六兩蒸去皮核入汁肉熬）

煎三味為細末以皂角棗膠搗丸桐子大晨姜湯下五

丸昏再下五丸忌油膩煎炒等物如發紅斑急煎棗湯

解之愈

外臺茯苓飲　胸有停痰宿水自吐水後虛滿不能食此消

痰氣令能食

茯苓　人參　白朮（各三錢）　枳實（兩）

陳皮（半兩）　生姜　水六升煮取一升八合分溫

[illegible]　和藪

[illegible]怯之[illegible][illegible]録

三服如人行八九里許進之不餐虛滿

吐涎不食膈停痰。胃弱脾虛兩不堪。飲取茯苓姜枳橘。補惟參朮莫教甘。（嘔家忌甘）

金鈴子散　二味各二兩為末（近來水法作細丸更丸）

熱厥心疼脉自弦。（肝也）金鈴（子即川楝子）胡索（延）合三錢。水煎酒下（效更捷也）憑君便。中的能教應手痊。

補肝湯　經云痛者寒氣多也有寒故痛也凡厥氣上逆胃脘當心而痛者惟肝木為患者居多（六元正紀大論曰木鬱之發民病胃脘痛上支兩脇）

心疼須究補肝因。防風瀉土中泄木八錢芩三兩通陽益泄肝益膽細辛八錢艸二兩棗

緩十四枚來萸肉一兩桂心一兩補。不肝陽和陰辛潤柏桃仁各一兩

金匱橘皮竹茹湯　治噦逆　後賢加枇杷葉赤苓半夏麥

冬

橘皮二斤　竹茹二斤　大棗三十枚　生姜半斤

甘草五兩　人參一兩　水一斗煮三升溫服一升日

三　福曾治一姚姓老人噦作數日不已脉平和用去白廣皮三錢鮮竹茹末

參下艸末枇杷葉二大片赤苓麥冬各一錢　姜製半夏一錢棗二枚　姜三片隨服

止即睡去

醒若失

記憶方詩歌　和類

二十四

虛羸病久喧相尋。或是中空嘶呃侵。橘竹和中痰降去。麥枇清為火升臨。辛調厥嘔生姜半。甘補中元大棗葠。緩逆生津端的草。赤苓洩火是清心。（原云吐利成生亦不必拘）

橘皮湯　治嘔噦支厥

橘皮（四兩）　生姜（半斤）　水七升煮工升溫服一升下咽即愈

千緡湯　痰喘不得臥人扶而坐一服即安

半夏（泡七个）　炙草　皂角（炙各一寸）　生姜（一指大）

水鍾半煎七分不拘時服

支寒喉嘰橘皮君。散厥生姜便取辛。痰喘倩扶難着枕。夏姜艸

皂值千緡。

垣東 升陽益胃湯

升陽益胃六君（參朮苓艸半夏陳皮）任。羌獨（活二）防風柴（胡）理濕風（溼）。溺數澤

瀉鹹終洩腎。芍乾連（黃）苦宏清（心）。畏寒洒灑者充（胗）。不樂悽悽（此二字句一字大約淅字漢一字）

（原文作慘）芍歛斟（酌）。嗜卧懈餐身重痛。病來時候是秋金。

玉液湯 治七情所傷氣鬱生涎隨氣上逆頭目眩暈心

記廿三言本堂　二十五

鐔松悖眉稜痛

情傷痰鬱洞心惶○頭暈稜疼玉液湯○半夏六錢大者湯泡七次切片姜十片○

水半煎鍾七分ミ少入末沉香○

茯苓飲子　水鍾半姜五片煎七分服

心竅痰迷患怔忡○不正茯苓飲子法應從○二陳橘半苓為卅木和竅神茯為相

濟○墜降沉香伐麦冬○沉香末麥冬為

釬温脾湯

繞臍絞痛痢多時○熱補寒攻設法奇○姜干附子參人歸当合調

胃○（承氣硝黃艸）歸硝不用亦溫脾○（姜附參艸硝）

（仲聖）小建中湯

陽濇陰弦○脈○急疼（腹中急痛）小建中○桂枝飴倍芍○（桂枝湯加飴糖倍芍）煩悸亦為功○（心下煩而悸）

和欵

記憶方詩卷貳録

寒陣

金匱 白虎加人參湯　赤斑口燥煩躁暑熱脉虛

人參三兩　石羔一斤　知母六兩　甘艸二兩

粳米六合

太陽中熱名為暍。汗出惡寒身熱渴。經以氣虛得之暑。白虎加參為氣奪。

仲景 白虎湯　傷寒脉浮滑表熱裡寒用此以解內外及一

詩情古讀書屋

切中暑煩熱口結班狂躁大都是燥症要渴字

石羔一兩　知母六錢　甘草一錢

人參二錢　水一斗煮米熟去渣温服一升日三

景岳玉女煎　水虧火盛六脉洪滑煩熱口渴頭痛牙疼失

血便溏非宜

石羔三五　麦冬二錢　知母錢　熟地[illegible]

牛膝人　甘草一錢　水鐘半煎七分温服或冷服

火甚山梔有汗多渴五味溏不利澤苓金水俱虧因精

氣損參

白虎參膏知草粳。脉洪汗渴正陽明。若教甘米人俱去。麥地牛來玉女迎。

仲景白虎加桂枝湯　經云其但熱而不寒者陰氣先傷陽氣獨發則少氣煩寃手足熱而欲嘔名曰瘅瘧又云氣內藏於心而外舍手分肉之間令人消爍肌肉

石膏一斤　知母六兩　甘草二兩　桂枝三兩

粳米六合　水一斗煑米熟湯成去滓溫服一升日三

記憶方詩抄録　家傳

誰性，不言其屋　　主

今時用四分之一煎服可也

陰氣先傷陽獨發。令人消爍癯名癉。桂枝畢竟通營分。白虎應

清，相傳官。

仲景　竹葉石羔湯　汗渴臭吸水入即吐乃暑熱煩躁病後

應羸少氣

石羔（斤、作米）　竹葉（廿片）　半夏（一作兩）　甘草（各禾、作斗）

麦冬（一作禾）　人參（二禾、作禾）　粳米（一撮）　生姜（一二斤）

大病差後熱未清。（温暑熱情）見虛羸少氣情。（入火參物不消熱傷氣也）肺胃氣逆故

欲吐。火曰炎上之象不道韻伯有枇平。益虛人參緩逆草。生沸麥冬養胃杭。止嘔生姜豁痰夏。湯以竹葉石膏名。肝胃相干

蒼朮石膏湯　濕邪以寒戟而解則知濕邪當以降為治

立夏後濕溫從三焦而傷肌肉為太陰陽明所屬故四肢沉重身熱汗多不欲飲水

石膏五錢　知母錢　甘草二錢　人參三錢

秫米六合　蒼朮錢半　剉細和勻都作一服水二盞

煎一鍾溫服

[illegible]寒陣

訂慎之之訂抄錄

四肢沉重身體熱。不欲飲水汗頻出。定不實立夏之後多濕溫。或在長夏時

蒼朮石羔、麻白朮。

外臺石羔、散 勞熱、骨蒸、形消有汗脈長者外臺秘要名醫別錄皆載之

石羔、為細末用新汲水調服方匕熱退為度

脈長猶有汗。肢削似成癆。知得陽明是。名醫用石膏。是症定胃強能食

嘉言清燥救肺湯 治諸氣膹鬱諸痿喘嘔

冬桑葉經霜者得金氣而柔潤不凋取之為君去枝梗一禾 甘草和胃生金不 石羔煅稟清肅之氣極清肺熱

杏仁炒去尖七分 胡麻仁炒研末 真阿膠八分 人參生胃之津養肺之氣七分

麥冬（去心）　枇杷葉（蜜炙黄）（一片）　水一碗煎六分熱服痰多
貝蔞血枯生地熱甚犀羚或生黄

喻老西昌救肺湯。獨開清燥豈尋常。石羔涼土煨爲粉。杏子疏
金欲炒黄。艸潤枇添須蜜炙。冬清桑葉務經霜。阿膠平養麻
仁滑。益氣人參不道傷。

（仲景）黄連阿膠湯　少陽傷寒二三日以上心中煩不得卧
（王損菴曰服鷄子黄而所以不效今議去之加參苓归朮）　黄連（四兩）　黄芩（一兩）
鷄子黄二枚立效　芍藥（二兩）　阿膠（三兩）

記憶方詩抄艮　寒陣　主

水五升先煮前三味取二升去渣內阿膠烊盡小冷內
鷄子夫人攪令相得溫服七合日三

脉微欲寐是其常。不卧心煩虛柳陽。芍藥芩連煎去渣。阿膠烊
盡攪鷄黃。

局方川連阿膠丸　冷熱不調下痢赤白裡結後重臍腹疼
痛口燥煩渴小便不利
川連一兩　阿膠炒一兩　茯苓一兩　為末水煎阿膠
為丸炒米湯下

延年駐車丸　治與前方仝　即前方去芩加乾姜當歸

黄連底下接阿膠。道療陽明冷熱交。口裡燥煩曾並作。便中赤白（痢）或相循。重時注下疼于腹。急處後來澀在脬。加得乾當除却茯。何妨便是駐車教。

急

錢乙瀉白散　肺火皮膚蒸熱洒淅寒熱日晡尤甚喘嗽氣

桑皮　地骨皮（各兩）　甘艸（不法減半）　粳米（百粒）

右葯共為末水調服

記憶方詩少陽　寒陣　三

訓慄[illegible]諸[illegible]錢　　任

老易瀉白散　前方加黃連

蒸蒸喘嗽多陽天。熱在皮毛復灑然。桑骨甘粳錢瀉白。不須易

老入黃連。

瀉黃散　脾胃伏火唇乾口燥瘡易飢煩渴熱在肌肉

山梔刃　石羔禾　藿香尓　防風刃

甘草ネ　為末微炒香蜜酒調服

脾胃中消合瀉黃。唇乾口燥口生瘡。膏清梔引和甘草。藿葉芳

香并茯防。

錢氏瀉黃散　治仐蔺或唇口皴䐷燥裂

白芷　防風　升麻　枳殼

黄芩各錢　石斛[illegible]　半[illegible]　甘草七分

唇口皴䐷奈裂何○瀉黃應覓仲陽哥○麻升枳降宣防芷○苹斛清

芩半草和○

局方導赤散一云錢乙心火及小腸熱便赤澀而渴

生地　木通　甘草梢　淡竹葉二十片

等分水煎服送下

誦惜子言杉屈……傳

皶牙面赤口糜瘡。溺痛身熱日午狂。氣合清時宜淡竹。血宜涼處合生黃。羌中州達來廷孔。心裡通行入小腸。上竄心炎虛導赤。腎虛下竄地黃湯。

本事火府丹　心經積熱小便淋澀黃疸煩渴許治一卒日飲水不食用此而愈

生地另杵膏　木通　黃芩炒丙　二味為末蜜丸

每五十丸木通湯下

心經積熱疸相侵。渴飲煩冤小便淋。本事一丹名火府。木通生地炒黃芩。

景岳抽薪飲　諸火熾甚而不宜補

黄芩　石斛　木通　黑山梔

黄柏各錢　枳殼　澤瀉各錢　甘草

水鍾半煎七分食遠溫服內熱冷服　熱在絡經肌膚

連翹花粉解之大小腸血分槐蕊黄連清之陽明頭熱

燥煩便實石羔降之下焦溺痛淋龍胆車前利之陰分

津液不足門冬地芍滋之腸胃結實大黄芒硝木通之

諸凡火熾合抽薪。腎柏焦梔肺以芩。甘草瀉陰江枳殼。澤膀胃

訂性云詩才全　詩

斛木通心○

溪丹　大補陰丸　水虧火炎難任峻補

川柏鹽水炒　熟地酒炒　知母鹽水炒　龜版酥炙各

猪脊髓和蜜丸鹽湯下

尺中洪大補陰丸○虛熱鳴聾呃上干○知柏地龜猪脊髓○熾為呃

逆笑朱丹○

景岳　化陰煎　水涸火熾淋濁閉痛

生地　牛膝　猪苓　生黄柏

澤瀉　熟地　生知母各一兩　綠豆五
龍胆艸七　車前各錢　水二鍾食盐少許文武火煎
八分食前服
火盛陰虧患閉癃○痛淋須藉化陰功○栢知綠豆龍生地○猪澤生
車一派通○
景岳清疏飲　陰虛挾熱瀉痢發熱喜冷或紅鮮
生地　赤芍　茯苓　澤瀉各錢
黃芩　黃連各分　甘艸　枳殼各錢
[illegible]　寒陣　|

[illegible]

當歸　水鍾半煎服熱甚以栢小水熱痛梔

陰虛中熱注經鮮○飲有清流景華傳○歸芍地漆苓澤泄○枳實

和草苦黃連○

金匱甘露飲　胃中濕熱口臭喉瘡齦腫齒衄

熟地　生地　黃芩　枇杷葉

枳殼　石斛　天冬　麥冬

茵陳　炙草等　水二鍾煎七分食後服一分

加桂苓名桂苓甘露飲本事加犀角

胃中湿热惟甘露。口臭喉瘡吐衂頻。地縱熱乳猶退熱。冬堪天麦更生津。鎮泥斛降痰枇葉。赦湿芩清热梗茵。苦枳開時甘艸守。不妨犀角桂苓均。

桂苓甘露飲 宣明　陽暑發热煩躁水道不通

桂枝　茅朮　猪苓　茯苓

澤瀉　滑石 另　寒水石 另　石膏 另　末服

禾　新汲水生姜湯下俱可

五苓自古利膀胱。陽暑寒膏滑石清。溺澀心煩身躁热。桂苓甘

記憶方歌訣　修陳　久

証情六元診法秘録

王

露想宣明。

千金孔聖枕中丸　讀書善忘久服令人聰明

敗龜版　龍骨　遠志　九節石菖蒲等分

為末每酒調一錢日三

痰大蒙神心又塞。讀書善忘枕中疏。青龍肝藏元龜腎。開豁交

通遠與蒲。

東垣清胃散　上下牙痛牽引頭腦滿面發熱喜汗惡風或

齦爛牙宣唇口頰腮腫痛　齒情冥不痛不肣而燥在腎處

生地　升麻　當歸　丹皮不去

黃連各　水煎服一方加石膏不

齦糜唇腫齒牙宣◯合讓東垣清胃散◯習俗升麻相傳名偽明引經膏或入◯

當歸生地粉丹連◯

景岳安胃飲　胃火上衝呃逆不止

陳皮　山查　麥芽　木通

澤瀉　黃芩　石斛　水鍾半煎七分

食遠服火盛加石膏

記憶方詩抄　宋傳　合

言慎之言才屠

火胃嘈逆呃須安胃。黃芩瀉穀芽。木通除廣橘。石斛炒山查。

仲景梔子豉湯　傷寒汗吐下後虛煩不眠劇者反覆顛倒心下懊憹身熱不退心下痛痰在膈中梔子十四枚　淡豆豉四合令服微

吐屠云吐字有悞

仲景梔子枳實豉湯　治傷寒勞復　前方即枳實易

仲景梔子大黃豉湯　治傷寒食後及酒疸發黃懊憹熱痛

前方即大黃

仲景梔子甘草豉湯　治同梔豉湯兼少氣者　前方即甘草炙

仲景梔子生姜豉湯　治同梔豉並嘔者　前方即生姜五兩

仲景梔子厚朴湯　心煩腹滿臥起不安

梔子十四粒　厚朴姜汁炒　枳実炒各四兩　水煎分三服

仲景梔子柏皮湯　外無表裏急熱而發黄者

梔子十五枚　柏皮二兩　甘草一兩

惡熱苔舌乾梔豉湯。懊憹口苦細推詳。胃中停滯外無枳。腸裡堅乾甚之黃。氣少得加扶正草。嘔多故入散邪姜。滿時朴枳無須豉。柏草因黄亦改張。

記憶方詩

証治三言訣 十五

清咽太平丸 治膈上有火早間咯血兩頰常赤咽喉不

清 薄荷 分 川芎 防風

犀角 柿霜 甘草 各錢半 桔梗 三兩 蜜丸

膈間有火合清咽。咯血晨嗔兩頰鮮。赤 桔利咽喉还火緩。荷消風熱故防宣。犀牛角瀉涼陰血。柿餅霜清肺化涎。蜀產川芎辛散療。太平六喜蜜為圓。

溪丹 二妙丸 散亦 濕熱在經筋骨疫痛

蒼朮 炭 川柏 炒等分 為末生姜煎湯調服 一方柏朮四兩 卷川 亦橘芎

各二兩 防己 靈威仙 作末服亦佳 加味二妙丸 兩足疼如火燥從踋熱起漸至腰胯或麻痺痿軟皆濕熱爲病 二妙 柏朮各等 歸尾牛膝 或以或 雄各一兩 以萆薢 龜版 酥炙各一兩 酒煑麪和丸每百丸空心姜湯下

正傳 虎脛骨丸 足痿痛如火焙從踝上衝膝臏因熱所成者

二妙 虎脛骨 龜版 酥炙 防己 各一兩

牛膝 歸尾 各二兩 俱酒煑麪糊丸空心姜湯下百丸一方加炮附子 末

訓忭二言 卷[illegible] 二

丹溪二妙止蒼黃。加味龜歸蘇膝防。虎脛骨丸草蘚置。一加炮

附用通陽。

景岳茵陳飲 熱濕病渴喜飲冷溲久利

茵陳 梔子 澤瀉 青皮

甘草不 菊花 水四鍾煎二鍾不時陸續飲

之熱渴一服可愈

仲景茵陳蒿湯 陽黃發熱不食大小便閉食即為穀疸

茵陳六兩一作刃 大黃二兩酒浸一作米 梔子十四枚一作示 分二服水煎

茵陳飲療發黃。梔澤青皮艸菊花。更有蒿湯司正府。腹膨梔

大逐陽邪。

方良 生地黃飲 血熱溺血不痛者

鮮生地（禾本九地） 黃芩（炒） 阿膠 側栢葉（不炒各）

茜根散 衄血不止心神煩悶 前方加（茜艸根禾 炙甘艸爪） 水（盞半姜）

二片煎七分食遠服

尿（同溺）血應推生地黃。芩阿栢葉是良方。茜根散療心煩衄。

此還多炙艸姜。

記憶方詩少录 卷陣 十七

言忄云言　扌屋　　十三

齒痛荆防散　此方小藥鋪中相傳以治甚靈效

荆芥　防風　青皮各二錢　丹皮一錢

石羔　根生地各三錢　甘艸八分　水煎服

上門牙痛加黄連一錢 麦冬一錢　下門牙痛加黄柏 知母各一錢　上左盤加羌活 胆艸各一錢許

下左盤痛加柴胡一錢 山梔一錢許　上右盤痛加大黄一錢 枳殼　下右盤加黄芩 桔梗各一錢許

上兩邊加白芷 白芍　下兩邊加白朮 白芍

齒牙痛荆防風火為患。青料根地艸青皮。肝升左之上牙 胆艸以羌在。

肺降右之下牙 枯芩桔梗宜。西北傾来右之下胃 加大枳。東南陷去左之下胆 入梔。

地盤朮芎天芎芷。下正連冬下栢知。

拔萃鳳髓丹　心火旺腎精不固易泄

黄栢四兩　砂仁兩半　甘草炙东

三才丹　脾肺勞嗽

天冬　熟地各兩　人參兩

三才封髓丹　降火益水

三才湯封髓丹　為末麪丸每七十丸肉蓯蓉半酒浸一宿煎三

四沸空心下

訂悮六頁末處　十寸

心火搖精舉固難。砂仁栢艸麸和丸。脾虛肺嗽天人地。鳳髓三才封髓丹。

千金　腎瀝湯　腎風耳內流膿不聞人聲

磁石　牡蠣　白朮　麥冬

芍藥各兩　甘艸一兩　生地汁　葱白一枝

大棗十五枚　分三服

耳為心腎竅。腎熱乃流膿。朮芍甘黃汁。磁葱蠣棗冬。

景岳　服蠻煎　此方氣味輕清善入心肝二藏行滯開鬱

通神養正大有奇妙
大生地　麥冬　芍藥　石菖蒲
石斛　粉丹皮　茯神各錢　陳皮八
木通　知母五分　水鍾半煎七分食遠服
欝痰貝母火胆星火盛狂叫石羔便結脹元明粉大黃
亦可滾團參
語言無味服蠻煎。久啞能救五老安。石斛橘蒲生地木。青冬知
芍茯神丹。

記憶方詩抄錄　裘陣

東垣普濟消毒飲　治大頭天行初覺憎寒体重次傳頭面腫盛目不能開咽喉不利口渴舌燥

黃芩　川連各炒五　人參一錢　橘紅

元參　生艸　桔梗　柴胡各二

薄荷一錢　大力子　連翹　板藍根

馬勃各五　白姜蚕　升麻各七　為末半用湯調

時時服之半用蜜丸噙化服盡良愈便祕加酒浸大黄

東垣普濟消毒飲○攻手夫夫覺凜凜○喉痺目瞀大頭瘟○口孔舌

燥謙詳審。黃字領頭芩後連。參字煞尾人又元。鼠粘氣分翹血分。板藍桔梗清利咽。馬勃解熱賦性輕。薑蚕驅風稟氣清。上行升柴或更薄。廬橘去白甘草生。

薛氏加味龍膽瀉肝湯　肝家濕熱囊癰下疳溺澁淋痛

龍胆草四分　車前子　归尾　木通

澤瀉　黃芩　大生地　山梔

瀉肝而兼導赤瀉其子也瀉肝而用利水肝主疏泄也

龍胆山梔假以降火當補生地以滋肝陰生甘草緩肝

記憶方詩抄錄　季陳　一八

之急黄芩助肝之氣

七味龍胆瀉肝湯　脇脹口苦寒热溺赤痛

龍胆草　澤瀉　車前子　木通

柴胡稍　歸身稍　大生地　水煎空心溫服

立無龍胆瘰囊癰〇車子归稍地澤通〇如草芩梔不加入〇柴胡七味本來全〇

局方犀角地黄湯　治勞心動火胃家热甚吐衂便血狂黄症疹溫邪入營舌絳未迖取汗最捷如大渴口燥者合

白㾦如面暗晦而油神昏不便舌苔或濁者則當用硝黃涼膈矣

犀角尖　芍藥　丹皮兩五　生地一斤

水鍾半煎八分服或加梔仁七粒　加黃芩

溫邪營分風犀角地黃湯。湯如丹皮苦和陰赤芍涼。

三消新改犀角地黃湯　溫風入絡舌絳煩風八九日不解

醫反治經寒之散之攻之勢風蓋熾得犀角地黃立效

非解陽明風邪解心經之絡也

乙巳嘉平年抄錄　寒陣

訣□老訣抄全　　一大

犀角　連翹各示　生地朱　甘草生朱

水二中文武火煎八分温服方附

邪入心包舌絳煩。寒凉攻散不須論。犀和連散王新改。犀角

地黃解絡温。

局方凉膈散　心火上盛中焦燥實加菖蒲遠志名括舌丹散心經蘊熱加青代盞根名活命丹散肝鬱生火亦以治中風

之火症以干風火相搏故也

大黃酒浸　芒硝　甘草錢

連翹　梔子　黃芩　薄荷各錢

竹葉七片水煎和生蜜一匙

記憶方詩

散類

仲聖麻黄湯　大陽病脉浮頭項强痛而悪寒發熱骨節痛腰背痛悪風無汗而喘脉緊數陽明脉無汗喘而胸滿外證本不悪寒反悪熱此云脉遲當必悪寒亦治哮證哮即是喘此方專治表實而喘究竟開元府而逐衛分之邪不頭項强痛便屬陽明柯氏之言不謬

麻黄四兩去節　桂枝二兩　炙草一兩　杏仁七十枚去皮尖

以水九升先煎麻黄減二升去沫内諸葯煮取二三升去滓温服八合覆取微汗得汗止服汗多温粉撲之

詩快六言抄全

惡風無汗脉浮強。項強頭痛病太陽。定喘安中杏甘草。療寒散熱桂麻黃。

又 大青龍湯　太陽中風脉浮緊發熱惡寒身疼而痛不汗出而煩躁者傷寒脉浮緩身不疼但重作有輕時無少陰證

麻黃去節　桂枝二兩　杏仁四十枚去皮尖　生姜三兩切片

大棗十二枚擘　石羔如雞子大綿裹碎　以水九升煮麻黃減二升去沫內諸葯煮取三升去渣溫服一升取微汗汗出多者

溫粉撲之一服汗者停後服汗多亡陽遂虚悪風煩躁不得眠也

表强無汗乍身輕。煩躁非關天一生。姜棗麻黄湯裡去。大青龍在石羔清。

又

小青龍湯　傷寒（悪寒体痛嘔逆）表不解（脉陰陽倶緊）心下有水氣乾嘔發熱而欬或渇或利或噎或小便不利少腹滿或喘者又傷寒心下有水氣欬而微喘發熱不渇服湯已渇者此寒去欲解也又肺受寒邪咳嗽喘急

散類

訓[illegible]

麻黄　桂枝　芍藥　甘草
細辛　乾姜各二两　半夏　五味各半斤
升水煮麻内藥取三升服一升渴去半加蔞根喘去麻
加杏形腫亦去利芫花噎附子小便不利茯苓
表力桂麻優和功芍草收水停辛可逐涎阻夏能休姜為祛寒
用味因歛肺故小龍何主所乾嘔欬尋求
又葛根湯　太陽病項背強几几無汗惡風者太陽之明
合病必自下利者几音殊

葛根四兩　麻黄去節　生姜各二兩　桂枝去皮
芍藥　炙草　大棗擘十二枚　水一斗煮麻葛
減二升去沫内諸葯煮三升去滓温服一升覆取微如
汗矣
又桂枝加葛根湯　項背强几几汗出悪風者
又葛根加半夏湯　両陽合病不下利但嘔者
脉浮下利葛根湯。項背几几亦太陽。汗出麻黄嘔内夏。桂枝湯
裡更麻黄。

[illegible]

又麻黃連翹赤小荳湯　太陽病發黃傷寒瘀熱而在裡也

梓(白根)皮(二兩)凉肺清心荳(赤小一升)棗子(十二枚)調營理衛姜(生二兩)解火疏食翹(二兩)苦杏(四十)和中發表艸(炙二兩)輕黃(麻二兩)潦水煮

又麻黃杏仁甘草石膏湯　發汗及下後不可行桂枝汗出而喘無大熱者

麻黃(四兩去節)　杏仁(五十枚去皮尖)　甘艸(二兩炙)　石羔(半斤碎綿裹)

水七升煮麻減二升去沫內諸藥取二服

（局方）五虎湯　前方加細茶葉生姜大棗

溫病麻杏甘石湯。多睡息鼾語難揚。不寒自汗而口渴。項強身重脈浮長。君不見風熱痰喘。進五虎細茶姜棗局方補

（仲聖）桂枝麻黃各半湯　大陽得之八九日如瘧狀發熱（不惡熱此為太陽病惡熱則為陽明病矣）惡寒熱多寒少其人不嘔清便欲自可一日二三度發脈（緊數者也）微緩者為欲愈也脈微（也）弱而惡寒者此陰陽俱虛不可更發汗更吐更下也（桂枝湯）面色反有熱色者未欲解也以其不得小汗出身必癢

言中之千說未會　要

桂枝湯四分之一　麻黃湯四分之二　各煎和服柯氏所云異道同歸也

又桂枝二麻黃一湯　服桂枝湯大汗出脈洪大者仍惡寒而不渴

李別白拜澄也與桂枝如前法即啜熱粥若形如瘧日再發者汗出必解

接服桂枝湯末

桂枝湯二分　麻黃湯一分　各煎和服

太陽病得八九日。熱多寒少不瘧疾。面反熱色身必癢。桂枝麻

黃半枝匹。桂枝湯證亦瘧像。桂枝二分麻黃一。

景岳柴葛湯　痘疹溫熱散毒養條

溫疹用何濟。薑名[illegible]葛標。清中苓芍藥。遠表艸連翹。

二味消風散　皮膚搔癢不能忍亦治瘾疹

蘇州薄荷葉　蟬脫（去頭足泥各）等分為末

二味消風散。云治膚癢搔。薄荷蟬蛻末。等分下溫醪。（食遠溫酒下二錢）

愈風湯　中風諸證以此行導則大風卷去若初覺風動

服此不致倒仆　每服一兩生姜三片水二鍾煎七分

空心（清晨）臨臥（黃昏）服空心一服吞下二丹丸謂之重劑臨臥

一服吞下四白丹謂之輕劑假令一氣之微汗（十五日不汗欲微汗之）

[illegible]　故數

訂[illegible]錄

[illegible]

三兩愈風湯加麻黃一兩分四服姜五七片空心服以粥投之得微汗佳如一旬之通利十日不大便欲通利之愈風湯三兩加一兩大黃亦分四服加姜臨臥服得利為度

潔古羌活愈風湯厂肝虛筋弱語蹇神昏內傷體重或瘦而一肢廢或肥而半身枯交互語心勞則百病生心靜則萬邪息此能安心養神調和陰陽俾無偏勝混厥逆于中風所以治之多悞不知中風乃邪干於外厥逆是真奪于中也

行導諸經愈風湯○大開元府輕麻黃○細辛宣散風寒濕○伏風獨

活遊羌風。飽經霜雪真滌荊。丈平木最明目。清疏芬芳蘊薄荷。枳殼苦酸開胸腹。遍行周身青防風。血中氣藥川芎藭。太陰濕欝惟茅术。芍藥寒酸歸溫通。性烈氣厚官白芷。平升上頭蔓荊子。交阯肉桂補命門。食下不教離千里。五內煩熱地骨皮。膝理不緻簡綿芪。養血涼血懷生地。清金潤木保水知母。大補真元臺人參。瀉火和陰淡黃芩。枯入肺條走腸嫩者為子芩安胎用補瀉表裡升降艸。甘有生炙之分秦艽葉活理風淫。君不見潔古羌活。還加丸。厚樸除滿夏半除嘔。升柴胡而降前胡。熟地補守茯苓通走。血分濕熱漢防己。

己意方白少泉 撥數

壹

言性云讀書屋　性

杜仲相着筋骨（肝腎）髓。更以石羔清陽明。不獨偏降俱能已。共計藥品三十三。難免後賢相詆毀。請君熟把盡（素）讀。翱翔景岳參追逐。一朝元理醉虛盡。始識唐宋諸醫庸碌。（朮地四兩桂附餘俱三錢）

局方　川芎茶調散　為末每服二錢食後茶清調下

又　菊花茶調散　治頭目風熱（凡頭痛用辛散藥轉甚者則宜酸澀收降甘寒清養）

正偏頭痛風上攻。憎寒壯熱眩蒙〇。鼻塞有汗痰涎盛。茶調散上羌川芎。薄荷宣風熱用二兩。芎荊（芥穗）減半盡為功。五錢一樣羌（活）芷（白）艸（甘）再半（禾）細辛與青防。有方菊花頭上插。更入殭蚕

又一法

東垣清空膏　偏正頭痛年深不愈風濕熱上壅頭目及腦痛不止者血虛者非此所宜當用四物輩

川芎五錢　柴胡七錢　細挺子黃芩三兩半炒半酒洗

黃連酒炒　羌活　防風各兩　炙草兩半

為細末每服二錢七熱茶調如膠臨臥抹在口內少用白滾湯送下如頭痛每服加細辛二分如太陰脈緩有痰名曰痰厥頭痛去羌防芎草加半夏一兩五錢

記憶方詩卷　散類

七六

[illegible]

頻年頭痛進清空。血若虛時莫混同。溼熱上壅風客腦。芩連防活艸柴胡。攻

菊花散　水一鍾半姜五片煎七分不拘時服

直指芎芷散　每一錢食後沸湯調末服

點頭散　正偏頭痛每服二錢茶清調

頭疼不止風熱上壅菊花强。羌活蔓荊子旋覆花羔石枳壳艸炙防。風各不

芎川芷白散中惟芥荊穗石。軟羔點頭偏正只芎藭香。附蜀炒去毛

和劑三拗湯感冒風寒語言不出喘急

又 五拗湯 憎寒惡風或咽痛

感冒風寒二拗嘗。嗽音重濁語難揚。胸膈肺嗽連皮杏。鼻窒頭疼帶節黃。葆我真元攘外艸。去渠識惡衛中姜。假令咽痛加荊桔。瑞為憎寒五拗湯。杏仁連皮 麻黃連節 生艸 生姜 荊芥 桔梗

金匱 射干麻黃湯 欬而上氣喉中水鷄聲

射干 紫菀 款冬花各三兩 細辛一兩

麻黃 生姜各四兩 半夏 五味子各半升

大棗七枚 水二斗煮麻一兩沸去沫內諸藥取三升

[illegible] 散數 [illegible]

訂悟之詩彙　　　　校

三服

喉中嗘咯水鷄聲。欬逆干麻降散平。菀潤半滴姜細泄。棗安味斂歀冬清。

又越婢加半夏湯　水六升煮麻内藥取三升溫分三服

半夏半升　石羔半斤　甘草二兩　大棗十五枚

麻黃六兩　生姜

越婢湯半夏加治肺脹。此為脉浮大者。又喘人其相妨。欬而上氣睛如脘（目如脘狀）本（末）是（原）麻（黄六两）羔（石半斤）艸（甘二两）棗（十五枚）姜（三两）。又小青龍加石膏湯（方見李類前）

肺脹從來類若哮（欬而上氣）喘而煩躁（煩躁而喘）熱相繞。脉浮者心下應停水。有合小青龍用石羔（二两）。

香蘊飲（局方）頭痛發熱或兼胸悶噯氣惡食

香附（炒）　紫蘊（一錢）　陳皮（去白不）　甘艸（七分）

加姜葱煎。食滯內停入山查穀麥芽。欬杏桑。瘧半頭痛芎芷。鼻塞頭昏羌荊。心中卒痛延胡

說悔之證於劉

發熱頭疼外感風。內傷胸悶喘頻攻。眼昏鼻塞須荊活。角痠稜痠可芷芎。痛遣酒延來簡裡。嗽教桑杏入其中。香蘇香附合蘇葉。蔥白生姜草橘紅。

節菴柴葛解肌湯　太陽陽明合病脉微洪，冬麻黃夏藿葉

節菴柴葛解肌湯。此日醫多祖此方。發熱不眠羌泄要。惡寒無汗桔提揚。鼻乾目澀黃芩芍。頭痛眶痠白芷羌。甘草協和姜棗引。三陽清散一何忙。

九味羌活湯　感冒風寒憎寒壯熱

羌活　防風　蒼朮米泔　細辛各分
生地　黃芩　甘草　川芎
白芷各分　加葱姜煎自汗去蒼加白朮胸滿去地加
桔枳喘杏夏知並汗下並行大黃當證之寒熱重輕為
之加減陰虛氣弱又宜慎

羌活沖和元素方。儼然感只要斯湯。宣通肺衛辛葱白。清洩心
營芩地黃。項强濕淫聯朮芷。頭疼風客且羌防。濕芩泄熱生津
草。寒派辛芎啞派姜。

凡表實無汗　散類

記憶方謌　杜[illegible]

神朮散　形寒飲冷無汗亦治剛痓本方以白易蒼去葱名白朮散又名白朮湯治有汗者亦治柔痓

蒼朮禾製　防風禾　炙草禾　加生姜葱白

後人不敢用麻黄。故此紛紛各立方。試看海藏神朮散。一如除濕朮甘防。

局方十神湯　時氣風寒頭痛身熱無汗惡寒鼻塞身重欬

十神湯雖用麻黄。總用麻黄未擅將。陰芍陽甘赤芍甘草渾不解。血芎氣芷頗難詳。無関升舉偏麻葛升麻葛根。何事疎通要橘香橘皮香附。蘇葉姜生葱白辛以散。麻黃安所盡其長。

肘後 蔥豉湯

蔥白一握 豉一升 取汁服不汗加葛

活人 連鬚蔥白湯

蔥白連鬚 生姜

頭疼身熱脈洪強。感冒多宜蔥豉湯。治證相仝方自異。連鬚蔥白又生姜。

活人 人參敗毒散 頭痛憎寒壯熱項強睛暗鼻塞身重風

一 長欬

痰咳及時氣溫厲嵐瘴鬼瘧或聲如蛙鳴眼赤口瘡濕
毒流注脚腫腮腫喉痺毒利瘡疹每服一兩姜三片薄
荷少許口乾舌燥黃芩脚氣大黃蒼朮痒（下）膚（上）蟬蛻
人參敗毒散醫何。醫彼時行感冒多。獨伏羗游原是散。柴升
前降本來和。參苓益胃宣江枳。甘桔清金利薄荷。開鬱樓風
芎止痛。姜辛自（當）肺經通。（卅朱餘味）（但一兩）
洗肝散　目赤胞腫羞明眵淚風熱為患
目赤胞浮怕日光。洗肝為散下清湯。二芎五（各分）卄餘錢許。防風

活（羌）梔（里）歸（當）薄（荷）大黃○

（晉三）消障救睛散　白睛胬肉狀如魚胞浮標者

石蟹（生研）　連翹（各兩）　羚羊角（鎊）　艸決明

白蒺藜　漢防己　茺蔚子（各木）　杭甘菊（一兮）

龍胆草　木賊艸（各八）　水煎（福曾治瞳子黑睛障遮加細辛等分亦效）

肉胬形如鰾與胞○晉三消障救睛超○羚羊清吳風隨熄○石蟹寒

手胬輒消○破血白蔾行茺子○化風黃菊散連翹○炒龍退翳青盲

決○贊賊輕揚已不聊○（防已本艸名　治目之說）

[illegible]　十三

玄參升麻湯

元參清降升麻舉。風火喉疼嗌此湯。泄熱芩連甘桔載。消癰翹鼠散防殭。

備急如聖散　搗末先含水一口用葯一字吹入鼻中即吐去水少時涎出愈　即聖濟透關散無礬

纏喉風痰頸麻粗。熱腫難教滴水濡。如圣有礬透關否。雄黃牙皂莢藜蘆。

玉鑰匙　不求于本而治于末救急良方

咽痛喉疼總有痰。牙硝馬蓬砂腦片白殭蚕。任他濕熱風塵火。
為末吹來玉鑰探。平声　有玉匙金鑰之貴典

聖濟　蜂房湯　齒痛有定者如虫行錢七水一盞煎沸熱

渫泄本字滌去也散也　又音牒波洗也

蛀虫食　本蚛仲沖二音　食物虫　風火。濕熱渫。露蜂房。北細椒川辛牙皂。猪莢蛇床

有一方。

利膈湯　脾肺虛煩　重寫在並頭

脾肺虛煩利膈湯。上壅咽痛或生瘡。薷參風火荊防薄。甘桔清

散類

喉解利旁。

景岳 一柴胡飲 寒散外感而兼火者

柴胡二三錢 黃芩錢 芍藥一錢 生地錢

橘皮錢 甘草八分 水一鍾半煎七分溫服內熱甚

連翹二三錢 外邪甚防風一錢 痞滿去地加枳實一二錢 渴

者花粉或葛根一二 渴甚知母石羔

又 二柴胡飲 溫散 前方去芩芍地加細辛二錢 厚朴

二錢 半夏二錢 邪甚羌芷防蘇 頭痛不止芎一二錢 濕多茅蒼

朮陰寒氣勝麻二一錢或桂枝　本方有生姜三七片

又
三柴胡飲　養血散　前方去半朴加歸木便溏易熟地芍药

艸炙　咳嘔半夏二一錢

又
四柴胡飲　益氣散　去芍陳加參三錢　胸滿陳皮不

又
五柴胡飲　補中散　去姜參加熟地三朱　白朮二禾　芍药炒

陳皮用酌　寒勝去芍加姜或再桂枝二一　脾滯減朮氣虛

參腰痛杜中頭痛芎脾陽升麻一

又
正柴胡飲　平散　去歸地朮加防風不　生姜三五片　甘生

記憶方詩抄錄　散類　十四

麻蘇寒勝者任加頭痛芎熱渴葛嘔半滿朴濕蒼朮

柴胡諸飲任君斟。芍藥何曾贈火金。共道正防宜表濕。誰知中

魁蒼脾陰。酉辛陳橘非其位。癸巳生姜來是臨。離卦溫來辛與

夏。坎宮涼去地和苓。脾陽困頓宜和朮。肺氣衰微合以參。朴二

當歸三四五。隄詩云隄有芩甘草也六合草相尋。

又

歸柴飲　或加姜或參或橘

血弱邪留莫遣排。充營發汗在歸柴。飲當多一兩胡半朱甘宜少。

下大便如溏朮冬代佳。

記憶方詩

攻類

仲景 十棗湯　治太陽中風下利嘔逆表解者乃可攻之其人漐漐汗出頭痛心下痞鞕引脇下痛乾嘔短氣汗出不惡寒者此表解裡未和也

芫花醋拌經宿炒微黑勿焦　大戟長流水煮半時晒乾

甘遂麵裹煨各等分為細末　大棗十枚　以水半煮棗至

八分去棗肉藥末人强不平旦服不下更加五分弱

訓慎六吉齋抄錄　　　　　　　　　三三

牛
瀉快下糜粥調養

子和
禹功散　瀉水

黑丑去頭末四兩　小茴炒一兩　為末以生姜自然汁調服一

二錢或加木香與茴香等分

又
濬川散　一切痰飲十種水氣

甘遂　芒硝各一兩　郁李仁一兩　大黃

牽牛各三兩　為末滴水丸如桐子大每服五十丸溫

湯送下

須知制水賴坤元。十棗為湯遂戟芫。甘李黄牛苉一濬。禹功茴

丑 總休論。

仲景麻仁湯 趺陽浮而濇浮則胃氣浮濇則小便數浮濇相搏大便則難其為脾約麻仁丸治之藏府不和津液偏滲于膀胱致小便利大便秘也

大黄蒸 杏仁 厚朴 麻仁另研

枳実去

局方名脾約丸亦名潤腸丸煉蜜丸桐子大每服二十丸臼滾湯下日三漸加和為度

攻類

誤[illegible]去諸[illegible]錄　[illegible]

潤腸丸即是麻仁○脾約因循或竟旬○朴降枳消疏秘去○黃通芍斂蜜和匀○

又

抵當湯　太陽病脉本循頭項强痛惡寒六七日表證仍在脉微而沉反不結胸其人發狂者以熱在下焦少腹當鞕滿小便自利者必有畜血令人善忘所以然者以太陽經隧瘀熱在裡故也

水蛭卅个猪脂熬黑　蝱虫卅个去頭足翅　桃仁廿粒去皮尖研　大黃四兩

為末水五升煮三升

又
抵當丸　蛭十个　蝱廿五　桃十五　大黃四両　分四丸水煎一丸
代抵當丸移治婦人經停血阻最的
生地　歸尾　桃仁　甲片
元明粉各両　桂示　大黃両　蜜丸白湯下
長沙桃仁承氣湯　治畜血如狂少腹急結大便黑如漆
桃仁五十枚去皮尖研今十三枚　大黃両今朱　芒硝今示　桂枝今用官桂
甘草各両今各不　今水一盞煎七分
表證久留仍太陽。少腹硬滿人發狂。溲利脉沉瘀熱。詳或微或
攻[illegible]

結脉或身黃○或在陽明但喜忘○屎鞕便易色黑彰○長沙張公有
抵當○蝭蟲桃仁酒大黃○假令熱滿不硬狂○只須丸劑不須湯○桃
桂甲尾地元黃○蜜丸用代抵當方○外證已解痛膀胱○少腹急結
一如狂○合進尭仁承氣湯○桂納調胃甘大芒○

仲景大承氣湯　胃實譫語六十日不大便腹滿煩渴少陰
舌乾口燥潮熱脉實

大黃四兩　厚朴半斤　枳實五枚　芒硝三合

以水一斗先煮枳朴取五升去滓內大黃煮取二升去

澤内芒硝更上火微一両沸温分再服得下止後服

又 小承氣湯　汗後潮熱狂言不使不便喘滿前方去硝

全煎

又 調胃承氣湯

不惡寒反惡熱大便秘日晡潮熱燥屎為患胃家實身熱惡熱

且汗出手足濈濈或不了大便不解六七日喘冒不卧痛繞臍

腹轉矢氣（即下泄氣俗云放屁者是也　仲聖云不轉矢氣者慎不可攻也或作矢氣者候失屎同）舌或聾（乾有芒刺）起初原能飯

蔬食（初欲食）迄今不吃一些兒（反不能食也）煩躁譫語作有期潮熱祇是日

攻數

書

[illegible]

訣(悸云訂杏全)

晡時。縱教利水心下痛(熱結旁流)。口咽乾燥復奚疑(少陰)。汗吐下後熱不便。如利自有譫語見。弦實滑疾或數遲。饒他脉象屢遷變。大法枳朴與大芒。便堅不甚去硝朴(小承氣)。燥矢結硬證未劇。調胃承氣草硝黄。

又 大陷胸丸 傷寒結胸項亦強如柔痓狀

大黄(半斤) 芒硝 葶藶(炒) 杏仁(去皮尖 各升半)

甘遂(末) 白蜜 四味合研取如彈丸一枚別

擣遂末和蜜煮服

又大陷胸湯　下早表邪入裡心下滿而鞭痛或重汗後
下不便五六日燥渴晡潮熱心至小腸鞭痛或頭微汗
大黃罘　芒硝汞　甘遂末卞　此從近法
水鍾半煎大黃至一鍾消一二沸去渣內遂末和勻服
得利則止

結胸頸痛項亦強。關沉寸浮柔痓狀。有汗痓 杏葶硝黃蜜遂末。大陷
胸丸仍下奪。舌乾口渴不圊糞。心腹鞭痛不可近。日晡潮熱沉
緊脈。湯逐水飲杏葶斤。

[illegible]　攻類

五

訒慎[illegible][illegible][illegible]鑑　佳

河間芍藥湯一云潔古　下痢經名注下暴注下迫屬于熱注下赤白即是此證又有腸澼者下白沫下膿血似乎一證即明如景岳先生亦為混同論治經謂久為腸澼則知腸澼是久病下注乃暴疾澼多虛痢主多實症故岐伯天師謂腸澼脉大者死夫病久則腸臟之精血脂膏殆尽陰氣竭極陽無所附乃離決之象故曰死若暴注澁熱方張之際脉大正其所宜可施攻伐小則正不勝邪治之轉難已也　膿血稠粘腹痛後重河間曰行血則便膿自愈調氣則後重自除

芍藥赤白各半一兩　當歸　黃芩　川連各朱

大黃三示　官桂ろ　木香　檳榔

炙草各示　咀每服五錢水煎服血加大黃藏毒柏

朱　滯下後吳名之筆按中謂軒岐謂之直是不讀經

試讀河間芍藥湯。微酸微苦性微涼。調和國老稱甘草。峻烈將軍說大黃。絡似枝條膿合桂。膜同紋理重宜榔。黃連大苦芩差減。行血當歸氣木香。差音雌

又防風通聖散　憎寒壯熱頭目昏痛耳鳴鼻塞舌乾喉痺涕唾稠粘咳嗽上氣溼秘溲澀瘡疥腫毒便血痔漏癮疹驚狂譫妄癱瘓

防風　川芎　當歸　芍藥

麻黃　連翹　薄荷　大黃

訓怡士玄摘錄　傳

芒硝各朱　石羔　黄芩　桔梗各兩

荊芥　白朮　梔子各木半　滑石一兩

甘草二兩　為末每服二錢姜七片水一鍾煎六分溫

服醫統方各五分水二鍾痰嗽加半夏閉結加大黄木

破傷風加羌活全蠍各五分此方有田貫同知無硝崔

宣武無硝有縮砂厲瘍机要有白芷蒺藜大力

通聖須知立法庸。博搜莫獲計何窮。荊芥麻薄蘋風加。梔石

硝黄降火功。清肺胃翹芩桔滑。補肝脾朮草當芎。溫清表裡渾

無紀。引子加姜或又葱。

隱君滾痰丸　一切濕熱食積窠囊老痰一方礞石止五錢加百藥煎五錢能歛周身痰涎聚一處而利下甚效

礞石打碎焰硝兩同入丸罐蓋泥固濟晒干火煅石色如金度兩研　大黃酒蒸研　黃芩去朽各半斤研　沉香末半　水丸姜湯下服後仰臥令藥在膈間逐痰半日不宜飲食起動候其入腹方能中病如桐子大者每服三五十丸量人強弱加減病甚者連進二三次人強病實者即加至百丸無妨

記憶方詩卷　攻類

診慎齋秘錄 [illegible]

隱君論獨闢礞石滚痰丸怪病皆渠是沉芩大小傳

痰飲為患。其症綦繁。隱君獨能窮其源。耳鳴頭重。口眼蠕動。風眩而視物朦朧。痛眉稜痒耳輪。遊風溶末腫鞕如疼。手浮類癢。噯酸嘈嘈。而痛或頻仍。咽嗌如塞。咯之不出。嚥之不得。有如敗絮蜆肉桃膠之形。而色則如墨。夢中見奇怪之不一。為足腕常痠。為脊節卒痛之疾。更有肢痛臂麻。難名莫必。或心冷痛切如停冰鐵。有一線之寒從脊起。渾身習習。如卧芒刺裡。或失志癲癇。癆瘵荏苒不肯已。喉痺口糜舌或爛。目澀眼瞤或詢亂。頸核

若癡。中風癱瘓。或胸腹如二氣之交紐。煩寃莫訴。宛然炯火之上冲。頭面熱烘々。有脚氣上攻。或如人將捕之。而心悸怔忡。腸毒便膿。上則肺癰。欬喘喔息。涎冷而水綠汁黑。或跛或蹠。怪病多由痰得。敗濁不為逐去。服餌焉能有益。壬子冬用滾痰丸。慓悍攻陳青礞石。沉香升降芩清瀉。大黄蕩熱以去積。要知精液既已凝為痰。不復用濡進之三。故口燥咽乾。大便為難。面如枯骨。進毛槁髮。婦人則經為之閉。而事不以月。若不將痰以滾。熱必費志而歿。余因為之咄々。歎老人之悠忽。

[illegible] 攻敎 [illegible]

訒懷玄詩抄錄　　拥

撫捀控涎丹（一名妙應方）治忽患胸背手足腰項牽引釣痛走易不定或手足冷痺氣脉不通此痰踞膈間故也

甘遂（去心麸裡煨）　大戟（去皮）　白芥子（各等分）為末和丸臨卧姜湯或温湯服桐子大五七丸至十丸甚者加至錢許必得下粘膩之物為藥功到脚氣加檳榔木瓜松枝卷柏驚痰加珠砂全蝎凝塊加甲片上甲元胡蓬术熱加盆硝寒椒姜丁桂

時珍謂痰隨氣至（痰之為物隨氣升降無処不到）喘欬背冷塞肺竅（入肺）迷惑癲癎是

入心。入心肝則寒熱往來咽乾痛焉吽。入肝經絡ヽ麻痺疼筋骨。牽引

鈎痛皮肉入之間。瘰癧癰。寄語亦須作痎瘵。無擇控涎丹。姜湯

下七丸。藏府戕泄經隧。皮裡膜外朮為利。

金匱鱉甲煎丸　厥陰久瘧肥氣瘧母

鼈甲十二分炙　阿膠三分炙　蜣螂六分熬　蜂房四分炙

䗪虫五分　鼠婦三分　葶藶一分俱熬　大黃三分

赤硝十二分　桃仁二分　烏扇三分燒　紫葳三分

柴胡六分　瞿麦二分　半夏一分　人参一分

攻欸

桂枝　干姜　石葦去毛　厚朴三分

黄芩三分　丹皮去　芍藥各五分　右為末取鍛灶

下灰一斗清酒五斗浸灰候酒盡半着鱉甲于中煮令

泛爛如膠漆絞取汁內諸藥煎為丸如梧子大空心下

七丸日三

飛潛若水陸。升降走與伏。却恐諸虫擾。伸明故君曉。鱉甲息其

爭。邪離營衛着。臟府瘧久無。母亦堪杜驢。達表熄風鱉。入裡收

功。穴宮動而升者蜣螂。毒而下者蜂房。氣閉葶藶。血閉大黃。鼠婦

走氣蝱破血。赤硝更堅桃散結。姜和陽以退寒。芩和陰以退熱。烏扇降相火之厥。紫葳則血壅是決。参芍氣血是兩將。柴桂表裡均堪設。石葦開以通上池。瞿麦滌水江之潔。達原却邪者厚朴。入陰退熱者丹皮。灰氣温而酒血煖。半通陰陽和豈但。

子和 禹功散

磨將四兩黑牽牛（頭末入磨一次勿再磨）炒大茴香一兩頭姜汁調來臨卧服

三不 內堅湿脹禹功收

金匱 大黄蝱蟲丸

乾血癆（喻云血瘀于內手足脉相失者宜之兼進瓊玉膏補潤尤妙）

言恨二十該七處　秋

大黃十分蒸　蟅虫半升　蠐螬百枚　水蛭

蝱虫升一　桃仁一升　乾漆一两　乾生黃十两

芍藥四两　右為末煉蜜和丸小豆大酒下五丸日三

腹滿虛極羸瘦食飲不能。勞五傷七肌膚錯甲目兩黯黑。內

有留乾血須黃大䗪虫。金匱多方選擇摘取應。

積善堂秘方不分卷

不著撰者

清抄本

積善堂秘方不分卷

本書中醫爲方書類著作。書中輯録了自痢疾丸至還少丹的秘方、驗方五十四首。末附陶節庵先生（約一三六九—一四六三，名华，字尚文，號節庵，明代著名醫家）隱括傷寒三十七方歌訣、傷寒切要歌訣、三十七方槌法加減歌，虞天民先生（一四三八—一五一七，名摶，字天民，自號花溪恒德老人，明代中期著名醫家）《傷寒六經表裡至要》，許鶴沙先生（名瓚曾，字孝修，號鶴沙，清順治六年進士，任翰林秘書院編修）傳治小兒痘疹三方。

積善堂秘方

積善堂秘方

痢疾丸

久嗽不止方

神治應驗一日二日三日瘧方

牙痛方

活命金鎗至寶丹

久嗽不止方

鐵布衫方丸

牙痛方

內消痔漏化管丸

觀音救苦針

熱毒風湿瘡丹方

痔漏方

化痰降氣止嗽解鬱消食除脹方

胞衣不下方

保生錠

産後金丹

参歸腰子丸

紅玉膏

膏藥方

截瘧神丹

呂祖如意丹

治諸般瘡毒不收口并風氣應驗八珍膏

急慢驚風神效方
女子美味香身丸
香橘丸
痘疹神效三蠟丸
三清化毒黃蠟丸
三清快斑紅蠟丸

黃病方
飛龍奪命丹
永不出痘方
紅白痢疾方
痔漏方
通暢回生丹

三清百解緑蠟丸　回生丹
神消丹　和中丸
臁瘡方　消滯丹
多年痃氣丸藥　千金不易紫霞丹
外科千金不換止疼丸藥　紫府紫霞丹
痔漏退管神方　青蛾育子丸

火陽丹　紫陽真人塞鼻丹

小金丹　緩臍丸藥

十三太保種玉奇方　毓麟丸

濟神方　還火丹

九珍丹　軍門散

真人保命丹　神燈照

數痰核方

瘰癧方

頑癬方

廣毒方

打傷方

膁瘡方

騎馬仆地欲絶

一切瘡毒腫毒

發背癰疽

七十二種烏沙脹方

喉蛾方

蜈蚣咬方

螞蜂刺方
鵝掌風方
小兒肥瘡方
瘋犬咬方
蛇傷方

蛇傷方
諸毒及馬咬方
壁虎毒
螞蝗入腹

痢疾方

黄瓜根向陽者為妙燒灰紅者蜜服白者砂糖黄酒送下此方常治水瀉

久嗽不止方

五味子五錢　甘草一錢五分

石倍子二錢　風化硝二錢

右俱各為末乾嚥最效

又嗽不止方

五味子一两　真茶四两

晒乾為末以甘草五戥煎熬丸如菉豆大每服三十丸白滚湯下数日即全

鐵布衫丸

治情不由己事必須受害一身重刑難免當預服之受刑不痛亦且保命

自然銅煅紅醋浸七次　乳香

當歸酒洗搗膏　没藥
無名異洗去浮土　地龍去土晒乾
木鱉子香油搽去殼用净肉　蕪木不拘多寡
右八味各等分為末煉蜜為丸如鷄頭大每服三丸白滚水下
神驗治一日二日三日瘧丹
白糯米四十九粒　菉豆四十九粒

白砒四分九厘

陽晚將糯米菉豆浸至次日正午時同白砒搗爛為丸凡有瘧疾者當日朦亮不見太陽時赤身坐在床上向東南方將此藥用淡姜湯送下仍盖煖睡一個時辰至辰時方可用湯水

牙痛方

樟腦一兩

將碗盞貯用淨川椒七分盖樟腦上取磁碟盖碗

上新塭泥封口用温炭火微煅以無烟為度取碟底朝腦研末搽
患處即愈

牙痛方

皂角　細辛　木香　沉香
川椒　鶴虱各等分　澆沙七分　麝香五分
氷片五分　綢沙
以上研為細末黑棗為丸硃砂為衣如

豆大左邊痛塞右鼻右邊痛塞左邊

内消痔漏化管化

專治穿腸痔漏多年漏管流膿血不止百藥不效此藥不用刀針掛線此一料化管生肌硬在内者盡軟生新水外痔服一七見效

象皮炒黄色爲末　象牙炒黄色爲末

槐角酒炒　川山甲香油炒黄色爲末

槐花 酒炒

豬牙皂 去子炒黃爲末

以上六味各二兩

蟬退 水泡洗去足淨一兩晒乾爲末

真正雲南琥珀 二錢炒

珍珠 二錢畧炒

核桃肉 白的半斤皮去淨炒黃色

右共九味各製爲末核桃肉爲泥加老煉蜜爲丸如桐子大每服三錢

空心淡塩湯送下

活命金瘡至寶丹

須擇三日前各藥買齊研極細末聽用藥須多買以來之分兩爲率

用銅杓一個真麻油四兩入杓内文武火煎用柳枝七条長一尺不住手時時換攪俟麻油滴水成珠依次投藥于油俟一盞熱茶時再投

一次投　大黄一錢　龍骨二錢

二次投　血竭二錢　兒茶二錢

三次投　乳香二錢　没藥二錢

四次投　水銀一錢五分　輕粉二錢
將杓離火看老嫩中投　人參三錢　樟腦五分
待冷投　牛黃五錢　猩血三錢　如無以瓜蔞仁代之
冷投　氷片一錢五分　麝香一錢　不住手用力攪勻磁罐收好
勿令泄氣黃蠟封口諒傷之大小不可多費一切刀傷搠損喉嚨等
憂血如湧泉痛不可忍者急將棉花蘸藥塞在傷内外在藥攤

在四圍用棉花薄薄蓋住油紙褁之又用好絹包好勿使傷風
一治跌打損傷磕破頭面手足腰脅馬踏等症照前用之
一治廷杖官刑臀肉殆盡并夾傷拶拚不可下水照前摊褁
一治棒瘡日夜疼痛摊上服立刻發痒即愈
一治遠年打傷閃跌瘀血傷住或劳力而發或陰雨疼痛将藥摊
傷處過周時傷肉如火熨雞啄之狀再換則全愈

一治手指新落急將指蘸藥湊上綿絹包好紮緊用薄薄杉木皮夾住指頭縛固立時止痛一日全愈

諸症忌牛豬羊頭火酒發物忌食麵食煎炒等物　倘破傷風以外傷治之或發狂者以柏樹皮去外粗皮如手掌大者二片水二碗煎服立效

觀音救苦針

牙硝 四分　雄黃 一分　硫黃 一分　牙角 一分

麝香 一分　將藥研細用淨碗水調鋪淨板上畧乾以刀切成米粒大陰乾以磁瓶收用不可出氣用時以膏藥少許黏患處加藥一粒于膏藥上以香熨之患重五粒輕者三粒全愈矣

熱毒風濕瘡丹方

公猪油 四兩　白膠 五錢　芝麻 一盞　烏豆 十四粒

鳳巢十個即出小雞殼　右藥俱研末用大綿竹二節將藥入竹筒內用頭髮塞口用糠火煨出竹瀝用瓦瓶盛之伏地出火氣先用鹽湯洗患處以雞翎將竹瀝敷上隨敷隨乾立愈

參歸腰子丸　能養心血安神健脾滋腎水補腰膝

人參二兩五錢　當歸二兩五錢　猪腰子十付去筋膜用銅刀切片將老酒洗淨血水晒乾去酒不用

右將參歸研細末用拌腰子一處用磁碗盛貯放鍋內文武火炖熟

晒乾再爲細末煉蜜爲丸如桐子大每早清晨服三錢或酒或白滚水送下忌葱椒

痔漏方

此方得自異傳不用刀針掛線雖遠年極頑者七八服即愈永不再發并治諸毒之漏

真鍾乳粉 人乳製五分　　過山龍草 一兩 此草出於水邊芦柴内藤沿蔓甚遠秋開白花結菓如銅鈴大也

白鳳仙花一兩晒乾淨末

白茄花一兩

穿皮草一兩此草窠蓬鬆形如鐵線背陰處多生

雞肫皮一兩

人參五錢黃連人乳製

萱仲五錢酒製

僵蚕一兩

蟬退一兩去頭足淨

人指壳五錢

右藥俱為細末煉蜜為丸如梧子大每服二錢用淮牛膝煎湯空心服若

諸毒之漏在上部者用藁本川芎湯晚膳後服中部者歸身旱防已煎湯午飯後服下部者牛膝煎湯如前下之

紅玉膏 治痘後番疤驗通良奴及諸般瘡毒收口甚效

當歸 五錢 黄連 三錢 真犀角 二錢 片腦 三分

將真菜油半斤同前四味傾在銅鍋內下用炭火微微緩煎至藥一色取出濾淨以碗盛之畧頓水中取出拭乾碗外水仍入於鍋內加

好黄蠟四兩在油中熬洋以洋盡無塊爲度臨起以氷片研末摻入仍以碗盛之頓于水中待其油凝用時畧加石膏清丹攤貼如下疳及諸毒收口以本色膏貼之

化痰降氣止渴解鬱消食除脹方

貝母壹兩　厚朴姜製五錢

右爲細末蜜丸如梧子大每服白滚水送下五十丸

膏藥方

黄蠟半斤　松香半斤　麻油半斤　水銀二錢二分

母丁香一錢　肉桂一錢一分　小茴香一錢

將水銀礶頭麻油共熬膏

胞衣不下方　凡產後胞衣不下惡血冲心迷悶危甚者

乾漆二錢炒去烟淨用　大附子一個泡去皮臍

右二味爲末和匀再加大黄五錢爲細末以酒醋熬成糊和二味爲丸如梧子大每服三十丸淡塩湯下一時連進三服胎衣即下此救急神方也

截瘧神丹

巴豆取霜磁碗盛貯臨用時取寒豆大一塊加飯粘研和取太陽氣一口呵于藥上爲丸包入小膏藥内不可經婦人手付取藥人帶回貼于患者眉心額上即止

保生錠 女科用

川鬱金 切片醋浸炒黑一两

蓬术 醋浸炒黑一两

益母膏 二两

玄胡索 醋浸炒黑一两

五靈脂 醋淘去沙土極凈一两

香附 醋浸一日一夜炒黑一两

右共爲細末煉蜜和盛用元米飯搗成錠重二錢或一錢用酒磨加童便一小盃再冲熱酒調服

專治婦人血氣不調肚腹作痛積

聚氣塊心痛之極神效產後尤宜服之

呂祖如意丹

治榮衛不和心腎不交氣閉痰厥心疼腹痛補損扶虛救陰助陽裡寒外熱上盛下虛臟腑虛滑惡心飽悶伏暑泄瀉胃氣不安飲食少進憤鬱顛癇驚悸恍惚怔忡健忘心跳不寐婦人產後血迷血暈血逆上衝悶絕不省惡漏不止心神煩乱兒枕作痛等症其功

不淺俱用淡姜湯送下　小兒急慢驚風吐瀉不止虛風搐搦五癇卒仆米湯送下　此丹調二氣配陰陽奪天地冲和之氣採日月既濟之華可冷可熱可緩可急不論陰陽症候并宜服之

一名二炁丹　一名勝金丹　若士子入闈佩服去穢惡却寒邪長精神助文思凡人常服和陰陽益精神散腰寒濕理血凝氣滯俱用白沸湯下其效如神功難盡述　藥料

丹頭一兩以水硝硫黃二味等分研細勻盛磁罐內加米醋過二指許煑之若醋減再加不時攪至糖香起止露七日土埋七日方用　水硝即朴硝也　有焰硝更妙

太乙玄精石研水飛用　青皮炒　陳皮炒各一兩

沉香五錢　五靈脂酒飛去沙土晒乾炒一兩五錢　丁香二錢

木香四錢　縮砂去殼淨五錢　各爲細末配準和勻以生神麴三兩打糊爲丸杵千餘下每服一錢或作錠

產後金丹

此方係孫眘初傳常治胎後一切病症或腹痛如焚赤白帶下嘔吐塡塞心氣煩悶口苦舌乾面赤唇焦手足麻痺遍生斑疹傷寒中風手關緊閉頭目眩暈遍身疼痛經脉不通或頻或斷風淋血聚及臨產橫逆胎衣不下兒死胞中并皆治之

何首烏 二兩要白色者酒洗去皮搗爛晒乾爲末

川烏 四兩溼紙包與草烏同製

兩頭尖 二兩即白附子不擦去皮

草烏 四兩先浸洗去黑皮同川烏製切片用老酒煮一日以味不麻爲度搗爛晒乾爲末此味不可犯鐵器

大當歸 二兩酒洗　人參 四兩去节　蒼朮 四兩米泔水浸一日一夜去粗皮又酒浸一宿切片晒乾

八角茴香　天麻　川芎　桔梗

甘草　麻黄 去節　防風　白芷

荊芥 微炒　白朮 土炒　以上十味各四兩

木香　細辛　血竭　以上三味各一兩另研

共總研極為細末煉蜜為丸如栗子大每丸重二錢二分辰砂為衣磁瓶

内收貯臨產米湯化服一丸助精神壯氣力分娩自然順利

一產後童便老酒服一丸精神爽健無崩暈之患速服五日保永無他病

一不孕者經後當歸川芎煎湯服一丸每日分服五丸三日必受生胎

一苦于小產者如胎動欲墮白湯服一丸睡半日其胎即安每日常服二三丸保全足月分免無憂也

一產後血崩者童便老酒服一丸即止血暈者川芎當歸服一丸即甦

一產後經風者防風湯下一丸即解兒枕骨痛者山查沙糖煎湯下一丸即定

一胎衣不下者乾姜炒黑煎湯下一丸即下如遇死胎連服二三丸無有不下

治諸般瘡毒不收口并瘋氣神方

真麻油五兩　生地二兩　當歸二兩　共入油熬至黑濾去渣

再入　紫草二兩　煎數沸去渣再入　黃蠟二兩　收成膏攤貼

急慢驚風神效方　屢試屢驗

尋白頸蚯蚓不拘多少齊腰切斷撿跳動者作一堆不跳者作一堆記明各用新瓦上焙焦黃色研爲末秤明分兩用透明硃砂研細末配勻等分米糊爲丸如菉豆大金箔爲衣記明分野藥收好如急驚用跳者如慢驚用不跳者止用一丸姜湯送下立止至重不過三丸全愈

黃病方

紅棗一片　皂礬三兩　錫鉄三兩　麻油半斤

將麻油用皂礬煎千滚共紅棗錫鉄搗爛爲丸神驗之方

女子美味香身丸

苓苓香　藿香葉　甘松　白豆蔻

丁香　香附　白芷　肉桂

射香　各等分共爲細末蜜爲丸丸如桐子大噙口五日身香

飛龍奪命丹　治疔瘡癰疽發背腦疽附骨疽一切無名腫毒

雄黃一錢　蟬酥一錢　銅菉一錢　輕粉五分

射香五分　氷片五分　血竭一錢　寒水石一錢

乳香炙去油五錢　沒藥一錢　胆礬一錢　蜈蚣去頭足

蝸牛二十個　硃砂一錢水飛

右藥細末先將蝸牛連殼研如泥和爲丸如菉豆大如丸不就入酒

打糊丸之每服二丸先用葱白三寸令病人嚼爛于男左女右手心

内将丸藥包于葱白内用好陳酒送下以醉爲度如重者再進一服汗出即效如疔瘡走黄過心者并出冷汗者難治服後忌生冷發物類

香橘丸

專治小兒伏梁積滯根盤左大右小胸中痞滿飲食少進壯塞增熱間拳發嘔吐痰涎酸水噯氣不透此方百試百驗務須服藥要處

心嚴忌暈腥生冷

沉香 剉另研一兩

川黃連 去鬚芦薑汁炒淨二兩

雲朮 土炒一兩

麥芽 微炒去殼一兩

香附 醋炒五錢

橘皮 半斤水泡透刮去白取紅淨用二兩

木香 另研一兩

神麯 微炒一兩

莪朮 醋煮一兩

三稜 醋炒八錢

青皮 一兩麸以香油一二滴微炒　檳榔 七錢

砂仁 淨五錢微炒　乾漆 一兩炒烟盡為度

紅花 一兩　當歸 五錢酒洗　川芎 四錢　昆布 八錢

白芥子 一兩微炒　半夏 一兩以兔系子煎湯泡七次　韭菜 一兩微炒

白豆蔻 五錢微炒　蘆薈 五錢入磁罐擻土坑以泥裹谷穰并糠煨三日取用

紫厚朴 二兩五錢生姜汁拌炒山厚朴亦可用

右爲細末生姜汁打麵糊爲丸如菉豆大早晚各一錢每服四五十丸白滚水送下四五日除膨脹　一二十日病去一半五六日除寒熱　六七十日全愈若病已久積大堅硬雖不能除根可保不發愈後宜忌油膩生冷　再存藥一二兩以防觸發再服可保萬全耳

永不出痘方

冬至日採紅梅蕊一茶鍾搗爛爲丸加飛過硃砂六錢　爲衣如菉豆大

候立春前一日孩子每一歲服一粒益𠿟出汗發抖一次永不出痘

痘疹三蟬丸

三清化毒黃蠟丸

其驗如神

此方得自異傳用硃砂仍將補氣和血解毒快斑托元清心諸藥

者之功效乃保全嬰兒之仙丹也

硃砂揀透明者五兩　生地一兩

犀角鎊 五錢
牛蒡子 七錢
黄連 四錢
緑升麻 二錢
連翹 七錢
牛黄 一錢五分另研

當歸 一兩
人參 五錢
荆芥穗 四錢
白术 八錢
人中黄 二錢
葛根 四錢

黃柏 四錢　　　生甘草 四錢

右咬咀將硃砂打菉豆擸塊用絹袋裝縫水十碗酒二碗同前藥十五味入砂鍋內文武火煮之止以淨新汁一碗爲度濾淨拌硃砂晒乾以豬心血調爲爲丸乾重五分蠟丸封固凡痘初出即細研一丸用薄荷湯調服痘即藏火輕快其效如神仍有忡清快斑

紅蠟丸專治痘疹不起發及漿不滿〻不蠟色氣血不充盛等

症三清不解綠蠟丸專治痘瘟痘疔倒靨倒發毒甚危急等症此丸能湊神功凡痘疹始終病症盡于三九之中不可缺一者也然此蠟丸配製精妙犀角能清心火去難散之毒牛黃清邪熱枯骨髓諸毒硃砂鎮心寧神去遍身之毒人中黃最能降火清心解毒保全元氣之仙品蓋痘疹之毒結于受胎之始已爲根深蒂固而五臟六腑俱蘊熱毒若非金石大力珍重藥味豈能透

骨清髓掃蕩臟腑之真毒耶有心濟世者其加之意乎

三清快斑紅蠟丸

此丸專治五六日上痘疹不起發或起膿而不全〻而不蒼厚煩躁不寧或遍身痒塌間有乾黑者若不急爲益血補氣内托化毒大復元氣新膿不滿個個靨矣縱日前苟免大患而倒靨倒發痘毒日久不全者多矣

當歸紅花汁焙浸一兩
白茯苓八錢
人參去芦一兩
川芎酒炒一兩
牛旁子炒七錢
牛黄一錢五分

熟地黄姜製二兩
犀牛旁三錢
生地黄酒洗二兩
白术一兩
荆芥穗七錢
玄參八錢

人中黄 三錢　燒人糞 五錢

甘草 六錢　右爲青細末煉蜜爲丸如皂子大藏蠟丸內三歲

小兒用一丸一歲只用半丸以薄荷灯心湯化服時常以胡荽酒浴須徐〻

與飲之更佳妙

三清百解綠蠟丸

此丸專治十二日後痘瘡以鬱毒氣內收不能降散隱伏于臟腑之

内秉虚而發變症不端或爲痘瘟疔疔倒靨倒發毒盛危急等症惟以化毒爲止斯免爛膚腐筋壞骨潰鼻蝕牙喪明之患斯丸能驅五臟六腑之毒俱從大小便徐徐降出不傷元氣不損脾胃雖至虚至弱者服之亦不知其毒從何去真元如何而復復妙不可言珍之寶之

當歸尾 紅花汁浸二兩

白术 八錢

人參八錢　牛旁子八錢炒研　生地酒炒一兩　牛黄一錢
犀角六錢　威靈仙酒浸五錢　檳榔四兩井麻汁浸　天花粉六錢
人中黄五錢　白牡丹皮七錢　滑石六錢水飛　大黄酒浸蒸晒三次一兩二錢却毒復元全在此味
右為細末煉蜜為丸如皂角子大三歲一丸一歲用半丸餘剩者仍以蠟封
俟後日再用愈之其效愈烈以薄荷灯心湯化研服之以上三蠟丸歷著
奇效妙難以具述且取用簡便奏效神速得寶

製人中黃法

將先竹筒逐節鋸斷上鑽孔竅以生甘草去皮切碎填實黃蠟封固入糞坑中浸四十九日成臘八日入坑更妙

燒人糞法

用新人糞解于地下者取上截勿沾土三四碗用小砂鍋二個以備一坐一扣用旺柴火燒坐鍋以棍二根勤攪先黑烟後白烟炒乾或黑

片倒磚地以砂砂鍋扣定陰二三日方用

煉蜜法

每生蜜一斤入砂鍋或銅鍋内加水二兩攪匀煎一滚以夏布濾净再熬至滴水成珠大抵有乾藥末一斤用生蜜一斤煉熟和匀

治紅白痢疾方

五月五日用猪胆一個句乾麯一斤再加香油少許合爲如口黑大每服

七九　紅者甘草湯送下　白者姜湯送下　噤口痢用酸柘榴煎湯

送下立效如神也

通暢四生丹

芍藥二兩五錢　當歸一兩酒浸　香附一兩童便浸炒　蒼朮一兩米泔水浸炒

川芎一兩　玄胡索一兩　蒲黃生用一兩　白茯苓一兩去皮

桃仁一兩去尖研膏　熟地一兩酒浸　牛膝五錢酒浸　五靈脂五錢

甘草[illegible]　山茱萸五錢去核　橘紅五錢　羌活五錢

赤芍五錢　三稜五錢　地榆五錢　良姜四錢

木瓜三錢　青皮三錢　木香一錢不見火　人參三錢

乳香一錢　沒藥一錢　白朮三錢米泔水浸土炒　赤茯苓一两

陳皮五錢　白芍五錢　廠鍋巴九两

俱各製為細末聽用々大黃膏為丸

製大黃膏法

用川大黄一斤為細末听用　又用蘇木三两打碎取長流水五碗煎汁三碗　又用黑豆三升煮濃汁三碗

又用紅花三两炒黄色入好酒一大壺煎三五沸去花不用取汁听用

先將大黄末入醋一大壺熬成膏子次下蘇木紅花黑豆等汁共并入熬成膏取出置

于瓦器中以前末棗和匀為丸丸如彈子大產後不拘時熱酒化服一丸

回生丹源流問荅十八症

問產後面黄舌乾鼻中流血遍身發熱點遶項生斑

答曰 產後敗血入于五臟六腑皆滿流入肌膚四肢熱結硬住轉逆不得
致有此疾產婦患此者十無二三惟此丹保全

問子死腹中何如

答曰 六七月間娘毋因熱病經傷臟腑熱極以致子死墜于臍下不得分娩急
服三丸死胎轉熱便生下

問難產及横產逆產

答曰 胎氣已成子食母血臨月餘血成塊 俗名兒枕 產時兒枕先破 血裹其子
所以难生 急服此丹 逐去破敗之血 自然易產

問胞衣不下

答曰 分娩時不急墮臍帶以致血入胞中脹大不得下 全人煩悶 急服此丹三丸 逐去胞中敗血 自然下矣

問產後血暈坐起不得眼見黑花

答曰 產後三日血氣未定 逐入五臟 冲于肝肺 故眼生花 醫者若以暗風悞矣

問產後口乾心悶

答曰 產下七日以來 血氣未定 因三四日食麵臭 血凝積心頭 所燥煩枯渴 急服此丹自然愈矣

問產後寒熱如瘧

荅曰 產後羸弱 敗血入于心肺則熱 入于脾胃則寒 醫者以瘧治之 多損產婦 宜以此丹服之自愈矣

問產後四肢浮腫

荅曰 敗血走注五臟四肢 血氣不能轉運 變爲肢節浮腫 不可以水腫治 蓋水腫則氣急而小便澁 血滯則氣滯而四肢寒 先服此丹去敗血 後服利水之藥 莫若調經散爲妙 見產後第十一条

問產後血邪如見鬼神言語顛狂

荅曰 敗血熱氣冲心 因而觸動 所以心煩燥熱顛狂無度 先服此丹 次服調血理氣之藥

問産後失音不語

答曰 心有七孔 敗血衝心 并流入孔 所以不能言語 非陰脱陽脱而失音也 然無從下藥 殊爲難治 宜服此丹 令血氣不致忘行 瘀血溢心竅 自然全矣

問産後百節疼痛

答曰 産後肢節開張 敗血流行處處積聚不散是以疼酸若投以風濕藥必悞損人服此丹四五次去血自全矣

問産後痢瀉疼痛

答曰 産未滿月悞食生冷與血相搏不能消化 或瀉膿血宜服此丹自然全矣

問産後尿血似雞肝

答 姙婦月中調理失宜飲食拂意兼有惱怒以致血氣流入小腸閉節水道以致小腸澁而似雞肝入大腸則穀道艱澁醫者悞認五臟淋漓傷損肝心以致瘀血成塊形如雞肝則用藥必悞是能治病源急服此丹自全

問産後崩漏

答 産後未和敗血以服藥以和五臟産家不知服食味酸鹹失宜寒熱失度所以榮衛不和遂致崩漏形色似雞肝渾身潮熱急服此丹自然即愈

問産後胸膈氣滿嘔逆不定

答 産後血傳于脾胃食滿充心心氣不平胸膈脹滿嘔逆不定認爲番胃悞矣蓋人以穀爲主胃以容受爲臟因傷胃口而不納飲食所以嘔逆産婦不道血定于脾胃心氣相冲故爲嘔逆耳急服此丹三丸自然全矣

問産後寒熱咳嗽不定

答曰 産後不能忌口或食油麵等物結痰成塊發喘咳嗽心悶口乾渾身燥熱睡夢多驚慮弱無力腸痛面赤最為難治漸成骨蒸若服此丹無效死多生少矣

問産後喉中蟬鳴

答曰 敗血冲通于心轉入于肺〻本主氣血氣行而結塊于肺管中所以蟬鳴急服此丹自愈矣

問産後經脉不通

答曰 婦人之經猶地之溝渠也溝渠壅塞則水道不行婦人氣閉則經脉不通切不因循養病日久难治宜服回生丹以疏通之則順其和遂其化工矣若室女與産婦不同隱

藏于胞胳漸入于子宮十三歲始之人道或以喜怒寒熱失宜遂致經痛不通須先服四物湯三五劑使癸水生于宮後以此丹過則水火既濟而通矣庸醫童嬬治之悮妄產後頭疼身熱有汗謂之傷風加桂枝末三分 葱姜汁溫酒服 產後頭疼身熱無汗謂之傷寒加麻黄末三分 葱姜汁化服立刻自愈

回生丹

此丹養胎益母安和子臟治妊失宜勞役胎動或惡漏時下臟腑極寒久不成胎凄燥不長過期不產日月雖滿運動無力或致損墮及臨產節用乖驚胎動太早產時未至惡露先下胞胎枯燥以致难產或橫或逆痛極

悶亂連日不産子死腹中腹上氷冷口唇青黑吐出冷沫惡漏上攻暈悶不省人事喘促汗出及血未盡肚腹疼痛寒熱往來或因産勞虛弱尫瘦未復面黄体怯心忡盜汗飲食不進漸成癆瘵十月常服壯氣養胎順産理滞常服滋陰養血調氣和容分陰陽理臟腑治風寒除痼冷胎前産後常下崩淋瘵室女血痼經閉月水不調服此丹無不愈也耳

保生論

若產後頭疼身熱有汗謂之傷風加桂枝葱頭姜三片頓化服之

若產後頭疼身熱無汗謂之傷寒加麻黃葱頭姜酒頓化服之

若產後無乳加天花粉末三分川山甲炙黃三分歸身三分共爲末同入酒内頓化不拘時服令乳母揉千餘轉其乳如濃泉而出矣

姙母因染病子死腹中急以車前子煎化三九便生矣

產後面黃舌乾鼻中流血遍身色點成斑急以酒化此九服之

產後腰搥腰疼須以四物湯化服

若横生逆產或胞衣不下急以酒化服三丸立刻即下矣

產後血暈起止不得眼見黑花狂言乱語急以甘菊三分芍藥三分煎湯化服三丸

產後口乾心悶食麵食結聚須渴用山渣湯化服三丸立全

產後乍寒乍熱是瘧非瘧須以酒化服此丸成寒熱往來不定心悶

口乾咳嗽憂驚須以四物湯化服一丸立全

產後四肢浮腫此血腫非水腫也水腫氣閉而小便澁血腫氣竭而四肢寒

先用回生丹服之逐去敗血後用利水行氣藥方能脫体產後百様

酸疼酒化服三丸立愈

產後失音不語加甘菊三分桔梗二分煎湯化服

產後瀉痢姙婦未滿月悞食生冷堅硬之物加橘紅湯化服一丸

產後尿血似雞肝加木通化服三丸或大小便不通亦依此服

產後崩中惡露不止形如肝色渾身潮熱背膊拘急以酒化服三丸立愈矣

產後胸膈氣滿嘔逆不安或喉中似蟬鳴加烏藥湯化服三丸

產後敗血極熱氣冲心如見鬼神言語顛狂加灯草一團黃連三分煎湯化服

神消丹

專治一切無名腫毒發背結毒癰疽堅硬者先用隔蒜灸數壯再以藥用生姜汁調敷未有不消散者若成形已潰以醋調敷週圍漕

處以拔毒膏藥貼之內服托裏藥未有不即愈者若毒熱盛再用神
燈照之凡蠟丸等藥更妙若毒大藥小不能就消可敷厚些乾常常
以醋潤之兼治久遠頑瘡以麻油調敷神效

胆礬　雄黃　硼砂　大黃
樟腦升過　五味子炒　白芨　生南星
劉寄奴　芙蓉葉各一兩　阿魏五錢　粉霜五錢

水中望　硃砂二錢　射香一錢

共為末以白芨煎汁打小粉為丸凡治大毒初起切忌涼藥敷貼若悮之即化為頑肉难潰即消開而多頭难歛此不傳之妙也此方得自異傳耳

和中丸一名添壽丸能健脾消食平補有功養生者不可缺也

蒼朮米泔水浸一夜去粗皮炒黃色三兩　厚朴三兩姜汁拌炒

大甘草三兩　香附三兩　一兩用酒浸　一兩用姜汁製過　一兩用童便浸

青皮三兩　烏藥三兩　山楂三兩　鮮姜四兩切片

枳殼二兩麵炒　紅棗一伯二十個去核　人參二兩如無亦可

右用河水二十碗將藥入砂鍋內煎取起晒乾方入後藥

神麯一兩炒黃色　砂仁一兩　白酒藥一兩炒黃色　白豆蔻仁一兩

右藥細末水爲丸如粟子米大此藥最能開胃消食健脾運養有

功老年尤宜服之食遠服二三錢白滾水送下兼治風寒腹痛姜湯送下嘈雜之疾米湯送下紅痢者姜湯白痢者沙糖送下水瀉以車前子三錢煎湯送下如若小兒吐蛔加花椒十五粒烏梅二個打碎煎湯送下小兒黃病浮腫木通灯心煎湯送下各加五錢

臁瘡方

銅录三錢　黃丹三錢　乳香三錢炒去油　沒藥三錢炒去油

百草霜三錢　樛油燭調敷　將油紙攤紙上以偈紙膏留孔貼患處貼数次即愈如不愈加小猪炅

消滯丸　消酒消食消水氣消痞消脹消腫消積消痰消痛此藥雖則尋常其功甚捷

黑牽牛六個炒取頭末　香附二兩酒炒　五靈脂三兩去沙石微炒

右藥細末醋和爲丸如菉豆大每服二三十丸食遠用生姜湯送下

多年痞氣丸藥

陳香圓一個炒　小茴香二錢　川楝子一兩炒　破故紙二兩

木香二錢　大茴香三錢　用乾饅頭一兩五錢　同磨碎米湯為

丸如桐子大每服三錢白滚水送下一料除根

千金不易紫霞丹

常能固陽駐顏益精添髓起痿延年發白返黑齒落重生世傳廣

成子彭祖皆藉此不老紫霞真人亦由此得道耳

雄雀腦 七個十月内方腦滿拌硫黃五分攤帋上晒如無以紅蜻蜓三对代之亦入硫黃如收雀腦法蜻蜓多收備用

肉蓯蓉 酒洗去甲晒乾七錢

白茯苓 五錢去皮堅白無筋者更佳

生地 三錢酒浸蒸晒

鹿茸 一对慢火酥油炙十二次

雌雄烏雞肝 各一付慢火新瓦上焙乾

雄鷄腎 二付酒洗慢火炙乾另研

右為細末用葱白十两净苧麻葉包裹外以綿紙三四層水湿包之入灰火煨之如熟取出切細搗爛合前末藥杵千餘下丸如梧子大晒

乾以雞子十二枚將一頭開一孔去其黃白極淨盛丸藥在內以蠟紙封固另用雞子四五枚或七八枚同前十二枚作一窩與伏雞抱至雛出為度取出前丸盛磁罐內用射香一錢鋪底蓋頭封養七日固濟嚴密勿令洩氣忌生人開見日滿開用每早空心溫酒送下十丸以乾物壓之久則精固不洩若欲生子以青黛甘草陳壁土為末調水服之行房即泄坐胎矣

讚曰 瑶臺仙藥異草化霜毫釐入口化下瓊漿清痰止渴養助元陽朝飡
暮飰春意滿腔

外科千金不換止痛丸藥

白明羊角 不拘多少煅灰　童子頭髮 煅灰　儅仲 炒黑研末

用黑棗去核煮透搗爛拌藥丸如桐子大每服立刻止痛其效如神

紫府紫霞丹

宣德間有王御史巡視遼海一門子父年八十歲後生十餘子至九十六

歲若四十許者王御史拜求其方答曰我平生氣弱年至六十而衰白之
甚幸遇仙人憐吾老貧而至不衰授以奇方並劑藥數丸即庶得
固精之驗一百日而旧病除二百日而精神爽三百日而百体健十年
而鬚髮黑故得子十餘人又曰吾本不欲得子但所娶少婦有端而
志潔不願他適則無一子養老此藥性濇而力猛人多不知其功雖
知其功不知其服食也即知其可服食而亦不知相制相成之法亦未

免利害相半不能收萬全之功公有緣能盡礼下卑賤吾故不得而隱者望公秘之前方丙丁火後方壬癸水前藥出南粤多用草爲在内故不若自製者佳其性温濇而猛能暖下元以固其精畏甘而返酸後藥出北地者佳其性涼利而解毒能清上膈以消邪火水浸者以去酸甘之味也此藥久服無遺精白濁之患凡言笑語動之間真氣亦不散也煉精化氣初關功夫不勞而坐享其成矣禪家得之蒲團上

十年不缺即有堅固子也世人服之精永不泄若欲得子則煎甘草膿
膏一酒盃清晨溫服當夜即泄泄即成胎胎必生男如持毫（壽）髮 不
爽何其神哉耳

製煎藥

四月間嬰粟花開時清晨乘露以竹夾將花蒂夾其紫色者放新
砂盆內 用新木杵擂杵几下以倒其性先用出山鉛打一方盤如葡陞

盤様下用青石槽盆盛水浸鉛盤水將齊口爲止以前花放于盤内日晒夜露以受陰陽之氣雨下則蓋之二七日足取起每斤加廣木香頭末五錢共研爲餅放磁礶内按緊上用黄蠟封固日久自然陰乾滴酒爲丸將當服每服半分漸加至一二三分爲止空心滚水或酒送下如治瀉痢每用三四厘青菜自然汁爲丸凉水送下如治諸病加群葉即名冲霄至寶丹逐日採花攤入盆中須挨次記日數收之

製後桼

臘月八日用北方好香水梨四五百個就用臘八日水大鐔內浸箬葉扎口泥封之埋地中待次年三月啓開之每早飯後即食一個因花性太猛以梨壓之使火不上昇其浸梨之水可留夏月飲之能止渴消熱如此每日服不間缺其效如前所云梨水若有痰火并惡瘡毒及時症者飲之俱妙不可言也

積善堂秘方

青蛾育子丸

此丸久服延年種子面童顏少髮白返黑腰膝下利尤宜服之

川杜仲 一斤去粗皮切片用鹽四兩煎湯浸三日主治腎寒 破故紙 一斤淨播去浮者一半酒浸一半姜汁浸各三日主治勞傷虛損腎冷寒熱衰弱

川萆薢 一斤去鬚刺淨分四製 童便 姜汁 老酒 人乳各浸三日 主治導膀胱治水

以上三味浸過三日取出共放一處陰三日晒三日星月之下在露天之下烘乾研

爲細末用糯米一官升煮飯先用核桃肉去皮淨一斤將飯與核桃肉

共合一處搗千槌不見核桃肉白星為度即與月下凡起不得過次日過則失太陽精矣每早服三錢晚服一錢五分或酒或鹽湯送下此方費本不多只取日精月華星月全夜之功每月十五夜可合惟七月八月十五夜更佳服五六日須主一二日再服效不可言也

○火陽丹

此藥大有神效返老還童耳目聰明身輕体健面若花服二三年冬暖

夏涼寒暑不侵百病消除

第一味天精龍芽 即枸杞也 春寅日取芽 夏巳日取花 秋申日採子 冬亥日取根各四兩共一斤

第二味金鎖龍芽 即蒼术也茅山者更佳米泔水浸一宿刮去粗皮晒乾淨一斤

第三味錦綉龍芽 即桑椹子也黑熟者取汁一斤

第四味百花龍芽 即白蜂蜜也用一斤四兩

右將枸杞蒼术爲細末放新磁盆内以桑椹汁拌和調匀上用新綿盖

之打一高架叫令着雨露只攝日精月華自然收乾取出復研爲末將蜜煉熟搗和爲丸如彈子大每服一丸用淡鹽湯或酒送下早午晚日進三服其效甚速治男子精虧腿軟鬚白婦人血氣不調不能生子六十日見效昔獻相公七旬服此藥納三妾生三子壽至一百六歲故稱延壽四精丸自獻相公始也并録傳方之意矣

紫陽真人塞鼻丹

能治心疼腹痛絞腸沙水瀉瘡痢心神恍惚感冒風寒頭痛等症

沉香一錢　木香一錢　乳香一錢出汗另研　皂皂一錢

硼砂一錢　殊砂一錢　良姜一錢　血竭二錢

雄黄一錢　川芎一錢　射香一錢　巴豆仁三錢去油取霜

官桂五分　細辛五分

右共爲細末用大棗〻蒸〻去皮核搗爛爲丸如芡實大畧長些凡遇前症以爲金帋裹一丸塞左鼻孔半個時辰取出即塞右鼻孔亦半個時辰其病

即愈若感冒風寒太重鼻寒頭疼無汗再以葱姜湯化服一丸即汗出而愈也

○小金丹 治膨脹番胃吐酸胃口不開飽悶心痛腹疼食積痞塊等症

沉香二錢五分　木香三錢　丁香一錢五分　鬱金二錢
青皮二錢　巴霜一錢　三稜一錢七分　莪术一錢七分
烏梅肉五錢　大黃二兩酒浸九蒸九晒

右共爲細末神麯打糊爲丸如麻子大將上好雄黄爲衣白痢姜湯送下

紅痢沙糖送下　心疼玄胡索并酒化下　他症俱以白滚水送下　牙疼咬一丸

于疼牙上凡每服丸藥九丸爲止小兒看大小减數孕婦忌服如要大金丹

將此藥丸爲桐子大可也

煖臍膏丸藥　與煖臍膏同用　男貼煖臍　女貼調經

煖子宫十年無孕者可生養

桂枝末三錢　真陽起石五錢　射香一錢　白附子五分

紫稍花 七分　丹丁香 五分　破故紙 三錢　當歸身 五分

蛇床子 五分　海螵蛸 三分

右共爲細末黃蠟爲丸每丸重六厘貼臍上

〇十三太保種玉奇方　此係異人傳方凡下元虛冷乏子嗣者俱依方修合無不應驗真奇方也

雲苓 三兩三錢淨人乳蒸晒乾爲末　牛膝 三兩酒洗　兔絲餅 三兩

澤瀉 三兩要白色者　厚杜仲 三兩鹽水炒斷絲　山茱萸 四兩酒蒸晒乾　黃栢 三兩鹽水製

枸杞 三兩　牡丹皮 三兩　懷山藥 四兩　知母 三兩竹刀刮去皮毛 生用

補故紙 三兩鹽水 酒洗　熟地 要厚大者好酒九蒸九晒切忌用以銅鐵盛酒拌隔湯煮爛如 姜汁製過加砂仁八錢同煮不膩膈

右共為細末煉蜜為丸如梧子大每早淡鹽湯送下三錢晚服二錢不分男女大小遠年近日虛損勞傷左癱右瘓手足麻木遺精白濁女人經血不調兼能種子

○毓麟丸 又名還少丹　治陽痿精稀能壯陽種子添精非平常方藥可比也

大魚膘八兩福建者佳　真沙苑蒺藜八兩隔紙微炒　大歸歸八兩酒浸洗　白蒺藜四兩

如弱而精寒者再加　肉桂二兩　人參二兩

釵石斛二兩　共為細末煉蜜為丸如桐子大空心白滚水送下四錢神效

〇濟神方

茯神　茯苓　桂心　乾姜各四兩

雄黃二兩　菖蒲　遠志　細辛

白朮 各三兩　棗膏 八兩　人參 三兩　甘草 二兩炙

辰砂 三兩

右十四味為細末煉蜜和勻搗萬杵丸如彈子大若食生冷宿食不消嚼一丸即消凡 一丸積聚結氣嘔逆心腹絞疼口乾膨脹皆嚼之若常嚼此丸一應瘴疫皆臭穢邪氣皆不能入隨到之處自然水土調和安神定氣修道之士含之能益心力此真秘方也修合此藥

須選平定成生黃道吉日忌四廢六不成日慎之秘之

還少丹　能補腎明目健脾開胃生血延年益壽

大當歸　酒洗焙乾一斤
川牛膝　酒洗焙乾四兩
兔絲餅　酒洗煮爛為餅焙乾四兩
白蒺藜　去刺角八兩
真沙苑蒺藜　色綠如腰者真洗淨生炒乾一斤
玉色大魚膠　切碎如豆大用蛤粉拌炒候胖脆為率一斤

蕭清陽撰述

陶節菴先生櫽括傷寒三十七方歌訣

論傷寒世罕稀多以時醫不能知仲景石函節菴洩蕭氏清陽作歌

訣方不同法更異四時傷寒各有例惟有冬月正傷寒不與春夏秋同治

太陽冬感寒風邪氣在表故頭痛脉浮發熱項脊強無汗惡寒兼惡風

表寔無汗脉浮緊升麻發表汗即鬆表虛自汗脉浮緩疎邪寔表

有神功春夏秋另有方通用羌活冲和湯春温夏熱秋治濕隨時加減

妙难當病症與冬皆相似浅深表裏脉中詳脉有浮脈有沉半浮半沉

表裏停有力無力辨虚實或温或凉細推尋更有汗吐下三法當施當

設莫沉吟 以上俱太陽經症風寒兩傷

陽明症不得眠脉長目痛并鼻乾柴葛解肌經病服猶如渴急煎甘泉

以上陽明經症此經病也若腑病

則當下之

少陽症脉來弦嘔而口苦欬渴兼心煩耳聾腹痛悸胸脇痞滿寒熱連小便
不利不欲食本症現症總俱全半表半裏察病治柴胡湲解立魅痊以上三陽經症
太陽陽明合病方葛根湯用正相當又有太陽合少陽二經須用黄芩湯陽
明少陽二經合湯用小柴加芍葛合并三陽即若此學者晋心細定閱
腹又滿咽又乾太陰脾受熱邪干脉沉有力作何治桂枝大黄湯可煎少腹
滿燥渴兼小水不利大便難身目發黄頭有汗茵陳將軍服即安頭不

痛身不熱太陰自利臟寒厥脉沉無力怎生醫加味理中最奇絶
少陰症更難說直中者寒傳者熱寒則腹痛嘔利并厥冷踡卧口不渴
若還燥渴譫語多熱邪硬痛大便結
厥陰熱便亦然舌卷囊縮煩渴兼若是厥冷小腹痛嘔逆唇青吐沫涎初
起却無頭疼症身痛發熱自利全二經之脉須詳切沉寔沉遲當辨別
沉寔為熱沉遲寒無力為寒有力熱寒用回陽救急湯熱用順氣

六一散溫下無妨各得宜方見醫家之妙訣以上少陰厥陰二經寒熱症

兩感症日雙傳一日太陽少陰連洪脉膀胱沉脉腎口乾頭痛及相兼二日陽明傳太陰脉居脾胃長而沉目痛鼻乾併自利腹滿不安惟伴囊三日少陽厥陰牽胆肝脉息見沉弦耳聾脇病囊拳縮人不識云命由天陶餘杭泄秘方不拘陰陽兩感傷通用冲和靈寶飲一服兩解雪沃湯

再明表裏多少病治分先後細推詳表病多兮裏病微麻黃葛根湯

最奇表緩裏急宜攻裏調胃承氣急通之部言兩感無治法從先消息誰知道此兩感傳經寒熱症

傷寒中変幻多處方辨症費揣摩結胸一症多疑似已下未下莫差訛衛陽下早結胸是六乙順氣立能瘥若是表傳未經下柴胡湊解飲還將枳桔和此湊解妙無過營陰誤下成痞滿表邪未下亦同科若表和去云當用半夏瀉心湯矣

導赤散因何設只緣下焦有蓄熱小水不利脈數沉小腹脹滿口發渴借

問良工治何先惟此利水爲要訣若加燈心與木通胞中水結去如刷

頭不疼身有熱面赤飲水不下咽燥煩㒵認爲熱症虛火無根向上

名病戴陽多不識益元湯服得安然

忽如狂又無熱精采與人不朗說熱結膀胱休誤下桂苓飲治真奇絕

身發熱汗兼渴如神白虎湯可啜　熱傳裏燥糞結心下硬痛兼身

熱譫語作渴利清水熱結黃龍湯堪洩

陰格陽難辨詳陰極發燥面戴陽欲赴泥水脉無力急救回陽返本湯

陰經直中為寒　當温失温成陰逆手足水冷過肘膝若再遲延陰毒深手爪面色俱青黑速用回陽救急湯切莫遲延須當亟

裏邪熱説真訣當温失温成陽厥亢乙頓氣　若不施斑黄遺禍無休歇

發斑症何先現欬嘔耳聾足冷驗輕疹紅黄蚊跡形重如錦文胸腹遍急用消斑青黛飲恐益斑爛休發汗　身如朱眼似火發斑狂叫無人

表熱在三焦脉數洪三黄石羔湯最可　脉洪數大便實諸般狂乱揔熱極舌卷囊縮勢甚危目赤叉熏氣喘並此名陽毒發斑症三黄巨勝服俱息　此與三黄石羔湯症同為陽盛所以異者只是一以清熱一以攻下在硝黄下藥處治有異耳

少腹痛身目黄月語燥渴人如狂小水自利大便黑脉沉有力下焦傷熱邪停裏因蓄血桃仁承氣對子方若自下血熱隨出不須服藥便安康

瘀血症上焦傷煩燥傳經并善忘陽明嗽水不下咽加味犀角地黄湯

吐血衄血別有治生地芩連湯可施錯語撮空為失神去血過多方不異
亡陽症汗太勝頭痛振振汗不定肉瞤筋惕虛火極溫經益元湯最稱
無陽症必惡寒虛陽發熱不能汗頭痛更兼項脊強再造散進病自安若
誤麻黃重劫劑此等庸醫真可嘆
剛柔痓因何名重感風寒兩症頭搖面赤及項強手足牽搐口噤并反
張瘈瘲亦同治方用如聖飲為正

百合症須分別瘥後昏沉身不熱勞與食傷百合復錯語失神并口渴勞復
表發裏當下食復輕消重則洩通用柴胡百合湯臨時加減真奇絶
陰陽易又何名病後未愈淫慾成身重氣乏四肢急小腹絞痛眼昏睛法
用燒褌男女易逍遥湯服可全生咸謂舌出數寸死此言果否擬難定
撮空症仔細因莫作風痓誤了人叉手冒胸人不辨尋衣摸床譫語
頻元氣虛衰無主持只緣肝熱乘肺金幸有膀胱能化氣升陽散

火效如神小水不可治小水若利可回春
睡覺中忽言語形似醉人都不舉目赤口乾無寒熱不與弗思與則飲
不硬不滿二便常神昏獨語撚無叙和熱越經傳少陰導赤各半湯
急下　以上俱傷寒諸變症
勞力症莫混看頭疼身熱脚膝酸汗出身痛有微渴內傷氣血外感
寒惡寒倦脉浮無力諸症酷類似傷寒切忌發汗變出症調榮養

衛病自安

食積病類傷寒惡寒熱吐頭痛連身口緊盛身不痛加減調中即可全

虛煩症類傷寒諸虛生熱自然煩無痛楚不惡寒表氣既虛裏不寔

莫將汗下誤相干剤一柴胡雙解飲竹葉還同炒米添

挾痰症類傷寒〻熱昏迷口吐涎神出舍空言語乱七情内傷頭又

旋喘急有時如見祟加味導痰病可蠲

脚氣病類傷寒脚膝屈弱病踹跚便閉嘔逆肢節痛頭疼發熱身惡寒〻中必遲暑中數風浮弱脉之端禁用補劑湯浣浣加减續命湯 濕

挟血症須細看也不頭疼不惡寒病在心脾身熱渴沉重昏迷乱語言大便黑兮小便利誤投涼藥喪黃泉當歸活血湯為治此劑神應可通

玄川上類傷寒症

正傷寒腠理密發表重劑用辛溫只為嚴寒氣凜冽鄭菴貫珠數自春分以前尚屬正傷寒不獨冬三月也春夏秋別有說冬和至是方窃發各隨時令而異名春溫夏熱秋曰濕頭疼發熱似冬時惟不惡寒而作渴伏寒到此成熱邪微解辛涼是真訣秋若身痛小便短宜加燥藥為兼濕通用羌活冲和湯臨時加減要活潑若惡寒又有說感冒非時暴寒得但比冬時病偏輕也用辛涼如夏月發渴者本方加石膏知母羌活冲和湯有細訣浮緊浮緩亦分脉發表汗小發用前湯湯

名神术湯餘月及不渴者不必加

寔表本方以白术易蒼术汗不止者加黃芪名加減冲和湯與冬同有汗無汗俱寒別以上四般皆論表裏症冬時同治法三時裏症大都屬熱者多以寒涼下之是正法然亦不可泥當憑脉症辨其寒熱以為處治以上三時溫熱及感冒非時暴寒

時行晚發三月間頭疼身熱兼惡寒若用冲和湯不愈六神通解汗之痊舊以溫病三月後至夏至發者為晚發然經曰發熱不惡寒而渴者溫病也今味其湯條例身熱頭痛而兼惡寒必是重感時行寒氣所致故恐冲和湯不能愈而以麻黃湯劑熱服取汗似非止是伏寒化熱僅微解肌之溫病比也讀者詳之

頭時疫是天行頭項腫痛寒熱并一服芩連消毒飲痰火喉痺悉皆

清長沙奥義鄧菴洩陽陽揣意作歌訣須得同心熟讀之莫待
臨時費繙閱

傷寒切要歌

傷寒切脈尚爲偏察色觀形始十全望他兩目黄且赤赤爲陽毒熱相
沿黄爲胆家緣多濕小便應知赤短然拳燭不羞直是冷抱燈畏

近熱難言熱則仰身張手足寒常靜腄體踡々舌上胎形為切要逆

者紅者又明鮮滑白半表半屬裡黃形入裡便成堅胎黑腎家將絕

水必須急下命方延芒刺若生遲不救再遲命必就歸泉次按心胸并

小腹有無痛處在胸前滿悶定知邪在表手如難近裏多傳小

痛

腹凡便利黑身黃血蓄下焦邊腹痛 遠臍便內實共為下症 有

何言

三十乂方隨治加減散

升麻發表湯　升麻發表羌芷防桂枝川芎杏麻黃、太陽傷邪無汗剤麻黃湯中加減方體痛去杏加蒼赤芍　喘渴去升干葛當飽悶桔梗只殼

還汗後不解再煎嘗面赤身痒紫赤芍本方除去杏芷良重發無汗必犯症隨法薑葱頭豉留

疎邪實表湯　疎邪實表薑桂羌棗芍芎朮并草防太陽傷邪

有汗削桂枝湯中加減方 汗不止者黃芪最喘不定者桑杏減飽悶如前
加桔梗搥法膠飴共煉湯
羌活冲和湯　羌活冲和湯防風黃芩白芷與川芎蒼朮生地細辛草煎
湯仍用薑棗葱非時感冒風寒症又代青龍兩感通飽悶枳桔除生
地夏月石膏口干知母從服之無汗添蘇葉喘熱惡寒杏地同汗後不解
宜再服釜底抽薪大黃攻惡寒身熱頭痛甚脈浮而緩是傷風自

汗去蒼加白朮汗若不止黃芪功仍然有汗小柴妙桂枝白芍在其中

柴葛解肌湯　柴葛八味解肌湯甘桔芩芷赤芍羌追添石羔為佐使陽明經病是良方本經無汗惡寒甚去芩冬月用麻黃夏秋去麻春宜以止將蘇葉用爲當本經有汗如煩渴添載如神白虎迋薑三棗二相成劑煎交熱服雪沱湯

柴胡雙解散　柴胡雙解散夏陳人參白芍草黃芩加減方柴薑

棗入半表半裏少陽經熱入血室加生地小便不利增白苓脇痛青皮即
能止嘔加薑汁竹茹寧痰多瓜蔞仁貝母寒熱似瘧桂枝靈湯加花
粉及知母醋炙鱉甲入壞症嗽用五味金沸草石膏療蓋燥津無飽
悶尚未經下者小柴枳桔最堪憑邪傳胸腹未入腑切莫誤認結胸症
病尚在表依上治前藥一服妙如神未效枳桔逐仍用本方劑小陷胸
行處煩竹茹粳米陽明合病為舊傳婦人熱入血室者當歸紅花

又桃仁老婦傷寒無表症大黄芒硝次第陳搥法搃須生艾汗煎來溫服病方伸

桂枝大黄湯　桂枝大黄赤芍先柴草枳實薑棗聯邪傳太陰沉有力搥法檳榔水共煎喘者方内去甘草更加腹皮杏仁蔗胸腹脹滿加枳實湯倍柴胡花粉添

加味理中湯　加味理中薑皮陳參苓术草肉桂繼太陰自利而不渴

脉沉無力臟寒依厥陰消渴氣冲上不欲飲食腹中飢食即吐蚘而腹痛便實大黃蜜下之本經腹滿去甘草嘔吐薑汁炒夏宜踡臥自利加附子利後體痛亦如斯自利腹痛木香入薑汁磨香飲之更引用薑棗水煎服搥淤壁土炒調奇　此方加鹽炒吳萸善治男女陰陽症小腹痛欲絶効甚如愈後有附毒以柳枝二兩甘草一兩熱水煮稀飯吃可解附毒

茵陳將軍湯　茵陳將軍此一方甘朴梔芩枳實匡太陰脹滿脉沉重遍汗至頸身目黄小水不利大便實發渴还須用此湯大便自調去黄朴腹皮清水効爲康燈心薑片爲攄淤煎來热服驗非常

導赤散　導赤散中赤苓澤猪桂朮甘滑與山梔燈心姜片攄爲淤炒塩少許共調奇小便不利小腹脹尿短赤飲水過矣蓄热而渴脉沉数揔先利水始爲宜胸中水結通燈草色黄中濕茵陳施初起

無熱但譫語煩躁不安醫莫遲頭汗併後汗甚者此方禁忌不堪題

六一順氣湯　六一順氣朴硝黃柴芩草赤芍枳實匡此方以代三承氣陽明胃實發斑狂厥陰惡熱喝陽厥舌卷囊縮急下行結胸譫語去甘草須加甘遂桔梗藏老弱產婦有下症芒硝方內不可嘗痞滿堅實燥全具必是三焦邪熱傷與之大承氣安然下上中下焦要細詳中焦燥實堅俱具不用小枳朴上焦康上焦痞實若然見須顧下焦

不用芒心下硬滿利清水渴屬少陰依本方譫語作渴大便實遶臍硬痛

燥屎妨目不明兮腎水絕搥汰繡厥水相當

如神白虎湯　如神白虎參梔草麥冬五味知石膏身熱脈洪有汗渴搥

汰竹葉煎薑棗大渴心煩背惡寒須加花粉山梔一好無渴此方宜禁用

惟須良工仔細瞧

三黃石膏湯　三黃石羔柏芩連麻黃豆豉山梔煎陽毒發斑成壞

症六脉洪数燥渴千錯治瘟症变此病津液榮衛不通焉汗下三焦復生熱脉洪喘衄搃难言薑棗細茶煎用水頓教熱服効而痊

三黄巨勝湯　三黄巨勝即三黄石膏芒硝與大黄舌卷囊縮多难救胡洽權且用此方目赤脉数大便实發斑咋渴屬陽狂薑棗作引水煎服搃洽臨服入泥漿

冲和靈寶湯　冲和靈宝即冲和羗葛柴加不用蒼黑豆撮来搃洽

用傷寒兩感汗微良表多麻黃葛根使裏多譫胃承氣方陰經自中
須權变當用回陽急救湯
桃仁對子飲　桃仁對子硝黃桂柴芍歸甘枳實青小便自利大便
黑如狂蓄血可安寧腹痛身黃多譫語脉沉有力湯頭丁下盡黑
物惟宜與薑汁藕木汁同行血若自利將欲愈不宜再服猖從經
消斑青黛飲　消斑青黛內柴胡黃連玄參與知母山梔石羔及生

地犀角人參甘艸附便實去參用大黃搥沿棗薑煎用醋裏實表

瘀血不散服之斑症立時甦

生地芩連飲〻　生地芩連飲十味山梔甘桔柴芎倫犀角赤芍吐衄加京

墨茅根搥沿利譫語撮空及閉目不知人事亦同治外防臭冲濕

紙搭藕汁搗代茅汁施

加味犀角地黃湯　加味犀角與地黃赤芍丹皮甘桔將當歸陳皮

紅花拌韮將藕節汁薑良上焦瘀血煩躁是激水難一服之康

回陽急救湯　回陽急救六君先熟附干薑肉桂連五味更宜作引寒中

真陰厥冷痓吐涎腹痛吴萸鹽炒脉無雄猪胆汁一匙添瀉入井茯嘔宜

汁射香臨服二厘研中病即止無多服理中調治最通玄

回陽返本湯　回陽返本熟附參五味麥冬甘橘連腊茶干薑治陰躁

脉無欲絶尚堪延戴陽面赤黄連用葱七泥漿水共煎鎣調須冷徐

徐服取汁爲効病方痊

柴胡百合湯　柴胡百合内人參知母甘草陳皮生地芩渴加花粉嘔薑半夏虛煩竹葉燥梔豉食復黄連蒸枳實便閉却用大黄行虛汗黄芪脾倦白朮頭痛川芎羌活呈悶飽胸中加枳桔驚悸少血當歸遠志茯神瘥後干嘔呻吟乱黄連犀角可相親喘咳加杏倍百合宜用麻黄再審評勞復時熱若不退葶藶烏梅艾汁應醋煮熬

甲樝湯洽煨薑耑治腹膓鳴瘥後昏沉澇瀉症水煎薑棗總堪湜

如聖飲

如聖飲用羌防芎歸芷柴芩赤芍泛烏藥半夏甘草入

剛柔二痙瘈瘲同有汗桂枝白朮比無汗麻黃蒼朮克口噤咬牙焦

便實大通加上五時通

溫經益元湯

溫經益元四君同生熟地黃及陳皮白芍蓮芪半內

桂棗薑糯米洽煎齊身若厥冷添熟附有熱附子且緩施下後若

然利不住黄芪當歸暫去之加上升麻倍白术炒鼻陳壁土方宜表虚汗後惡風寒速用膠飴合桂枝除去生地肉桂附有渴須加花粉實飽悶枳殼除奇生地瘦白芍亦當遺嘔吐薑汁炒半夏亡陽多汗撚如斯須宜揣摩細斟酌莫待臨時當局迷

逍遥湯

逍遥湯治陰陽症人參知母竹　皮　青黄連犀角甘生地滑石柴胡韮菜根瘥後未平淫慾得舌出數寸命必須加縮

腹痛黄連倍裩襠燒末調匀靈棗薑煎服取汁効通利陰腫可油生

升陽散火湯　升陽散火麦門冬白术參苓柴歸芪甘草茯神陳赤芍薑棗金銀療撮空便實大黄療薑夏升麻炒术瀉爲宗莫挍

風藥戕戕命須究淵衷贊化工

再造散　再造散内用參芪熟附煨薑與桂枝羌活細辛芎甘草無陽病症莫遲治此是陽虚難作汗麻黄火劫切休施石膏黄芩

加夏月如于冬月本方宜棗引熱湯炒白朮再煎三沸温服之

黄龍湯　黄龍湯内參正司硝黄甘草朴歸枳自飲湯藥利日下熱邪傳裏故如斯非因漏底莫用熱此時薑棗亦宜施先煎一沸桔徐入血虛老年硝去之身有熱者仍當服無熱還投六一宜

調榮養胃湯　調榮養胃即補中内傷外感確為宗參芪歸白朮陳柴草升防羌細生地芎諸症俱與傷寒似身腿酸痛有異同

其脉空浮而少力若然發汗變多由惟以溫劑除大熱設有下症大柴
從元氣不足升麻湲喘嗽常指杏仁功渴加知母天花粉山梔竹茹煩
渴鬆汗白芍除丹細嘔依半夏薑汁濃飽悶枳桔去茯地白朮甘草
必許容痰盛瓜蔞添貝母莫施細辛與防風腹痛除去茯白木芍藥
干薑立奏功只因血鬱有痛處桃仁紅花便黑克羌防茯朮與細
為六味暫去且從容瘀血甚者多痛楚大黃下盡見　據照本方

詢理法水煎引加薑棗葱多

導赤各半湯　導赤各半參連芩麥冬知母梔茯神甘草滑石并犀角越經之病要詳審一切表裏無他症瘥後神昏似醉人湯粥與之除吞嚥目赤唇焦睡語頻手少陰心因傳熱心脉浮洪逼肺金薑棗燈心煎用水熱服一碗効如神

益元湯　益元湯治虛陽症熱附干姜連連知母人參五味子麥

冬甘草水清煎葱艾棗薑爲引入戴陽面赤是虛言誤投凉劑死
立待無根虛火細詳研童便藥好提法用頓教冷服即安然

桂苓飲　桂苓飲即五苓散主治膀胱熱結狂去了茯苓加滑石又加
蒼朮山梔炙黄柏知母共上症用此增減方初病無熱但譫語煩燥
精采不相當諄囑醫人休誤下温服微汗始安康

當歸活血湯　當歸活血湯人參赤芍干姜與桂心枳殼柴胡甘草

比紅花生地及桃仁病傳心脾是夾血良功須用此方尋斯症初起無
無頭疼熱渴昏沉語不倫小水雖利大便黑急施涼劑誤殺人三服後
更調藥四君枳实頗相同白芍柴胡歸生地酒煎姜引服回春

加味導痰飲

加味導痰治夾痰六君為主另加添桔梗枳实南星入
瓜蔞芩連俱供叅痰類傷寒宜審別恍如鬼祟着邪纏神出舍空
痰迷竅若將汗下始為難壯宜先吐次分理姜三棗二水煎啖再調竹

瀝并姜汁服之病去得歡顏

加味調中湯　加味調中治食傷陳皮查朴及干姜黄連枳实和神麯

甘草艸果與白朮蒼朮　氣口緊盛體發熱惡寒頭痛是其詳食積酷

似傷寒類但身不痛此病當輕消重吐俱有淡腹痛桃仁甚大黄姜

果查曲須除去姜引煎冬磨木香心中兀兀欲吐者皂末鹽湯探吐良

加減續命湯　加減續命療脚氣防風羌活及防己白蒼二朮和甘艸

桂蘇白芍川芎比其症亦是類傷寒脚膝屈弱此方治中暑脉数除
麻桂芩柏柴加功更奇寒中三陰脉遲冷特加附子可常司因風脉
浮取獨活湿弱牛膝木瓜施便实大黄虚人参姜枣燈心梔法宜
芩連消毒飲　芩連消毒治天行柴桔羌防枳壳荊射干連翹芎
甘並大頭喉閉此堪清先用大黄須稍利後用参歸補始平水姜
煎熟牛旁入竹瀝姜汁調服寧

六神通解散

六神通解療時行滑石麻黄叉細辛蒼朮黄芩甘草共石羔芎活次相用葱豉姜煎取微汗時行晚谷服如神沖和不愈此劑續嘗教人壽似莊椿

虞天民先生傷寒六經表裡至要

蒼生司命云陽盛陰虛下之則愈汗之則死陰盛陽虛汗之則愈下之則死

〔足太陽膀胱經〕〔表證〕頭項強痛腰脊強身熱惡寒無汗脈尺寸俱浮緊為〔傷寒〕足太陽之脉起于目内眥上額交巔入風府分為四道下絡項故頭項痛循肩膊内挾脊抵腰中故腰脊強身熱者血陰類寒亦陰類以陰傷陰皮毛閉塞身中陽氣不得發越

故身發熱惡寒者傷寒惡寒傷風惡風以類相從以其表先有寒故見寒即惡之也

脉尺寸俱浮者太陽爲諸陽之首其脉本浮況以寒鼓之則愈浮其際者榮氣爲寒氣摶繫故緊　用麻黄湯春分以後勿輕用

太陽表未解心下有水氣乾嘔發熱而咳或噎或喘者小青龍湯

有汗惡風脉浮而緩者爲中風　風陽氣也衛氣亦陽氣也以陽傷陽

故皮毛開而濈然有汗　用桂枝湯春分以用或用九味羌活湯去
地黄細辛又桂枝加知母石羔湯春分後并夏至時用之熱病亦可
〔用〕〔傷〕寒見風傷風見寒煩〔躁〕者大青龍湯
〔裏症〕太陽有標有本此太陽之入本也則小便不利而小腹脹滿主
五苓散虛者用春澤湯即五苓散加參
〔見〕陽明胃〔經〕症身熱目痛鼻乾不得眠無汗不惡寒反惡熱

脉尺寸俱長　足陽明之脉起于鼻挾鼻絡目故鼻乾而目痛也陽明之邪上干于目故不得眠陽明主肌肉雖是傷寒然是太陽傳經而来則寒变為热故身热不悪寒而悪热也肌表密故無汗脉長者陽明多氣多血之経其脉本長今以寒鼓之則益長矣主升麻葛根湯　【已汗未汗頭痛】用葛根葱白湯異【内热】者用葛根加黄連湯【不悪寒反悪热大便秘口渴】者白虎湯解利之　【似風温】

有汗脉長而帶緩桂枝加葛根升麻湯

裏症 陽明有標有本此陽明之入本也大便秘結小便利或日晡潮熱或譫語手足濈然汗出或狂亂不知人此胃家實也宜下之

陽明有三症審症而用之太陽陽明大承氣湯通治三焦正陽陽明調胃承氣湯不犯上焦少陽明小承氣湯不犯下焦又大柴胡湯治日晡潮熱大便閉

足少陽膽經 症耳聾胸脇痛往來寒熱口苦多嘔

脉尺寸俱弱　足少陽之脉起于目外眥終于耳故耳聾也下缺盆
循胸脇故胸脅痛也是經主經　流氣三部在半表半裏進退無
常故寒熱也熱也　脉弦者少陽本弦也【表症】小柴胡湯凡耳不聾
裏不虚則去人参恐增熱也【傷風症】身有汗脉弦而常緩小
柴胡加桂枝湯主之【裏症】少陽之症亦有標本在胆則入本也症耳
聾口苦咽乾而嘔脉弦而沉　黄帝鍼經曰膽脹者脅下痛口

中苦胆汁溢于口而然然亦可以驗熱之在胆矣黃連清胆湯主之

黃連清胆湯　黃連　陳皮　半夏　竹茹
只壳　甘草　生姜　枳实

足太陰脾経

症腹滿而吐食不下自利時腹自痛咽乾手足温

脉沉而細太陰脾經濁陰之旨其脉布于胃中邪氣壅而為腹滿上不得降者嘔吐而食不下下不得升者自利益甚寒在内着則為常痛热陽邪干裏故不常痛而時痛也絡于咽故咽乾也手足䐜者

三陰手足必微冷温者爲太陰也以脾主四肢脾受邪熱故四肢温也脉沉細者脾至三陰俱沉而脾爲陰中之太陰故沉而細如有浮即在表桂枝湯主之經云 陰脉沉爲欲愈

表症 然在經必有前症而不自利不咽乾脉尚浮爲惡寒與表尚存而當汗也故經云太經陰病脉浮者可發汗宜桂枝湯

桂枝加芍風湯

（裏症）有前症而不惡寒脉沉細數[焦]此邪在裏也宜清之下之黄芩芍藥湯

桂枝加大黄湯腹痛甚者用之

（寒症）寒中太陰經與傳經熱症不同自利不渴腹痛無休經云自利不渴者屬太陰以其臟有寒當温之　四逆湯　理中湯　附子理中湯

（足少陰腎經）症渴而自利但欲寐脉尺寸俱沉　足少陰腎經從腎上貫肝膈入肺中系舌本故舌乾而渴也自利者邪傳少陰受熱已

洩氣不上升故自利也衛氣行于陽則寤行于陰則寐邪傳少陰
熱衛清道神昏昏寐故欲寐也脉沉者腎本在下至此經自沉（表症）
有前症而微惡寒口中和身微熱此邪猶在經也宜汗之　細辛葱
活冲和湯始得之反發熱脉沉者陰症無熱以麻黃附子細辛湯主
之　附子主溫中　麻黃主散表　（裏症）口燥舌乾而渴脉沉此
在裏也三承氣湯選用之東垣議曰仲景于少陰症口燥咽乾宜

急下之蓋少陰主腎系舌本傷寒熱氣入于臟流入少陰咽乾給焦

故口燥咽乾而渴須急下之非若陽明症宜下而可緩乎　輕者用

黃連阿膠湯　仲景方

〔寒症〕寒中少陰經與傳經熱症不同　背惡寒蹉臥下利清穀小便白手

足寒身体痛而脉沉也　宜用四逆湯　真武湯　附子湯

附子　茯苓　芍藥　人參　白术　〔足厥陰肝經〕症消渴氣

上衝心心中煩滿疼痛甚則唇青舌捲囊縮　脈則微緩厥者盡也兩陰俱盡故曰名厥成公曰邪傳太陰則腹滿而嗌乾未成渴也傳至少陰口燥舌乾而渴未成消渴至厥陰則成消渴以熱甚能消水故也下生火肝氣通心厥陰客氣上衝心故心中疼熱且煩而滿朱奉議云肝脈循陰器絡于舌本脈弗營則筋急筋急則引舌與卵故唇青舌捲卵縮病至是篤矣非大下何以得生若脈漸浮則有生機

當微汗之不可不知也〔表症〕此在經也有前證而脉尚浮身微熱此有表症存焉或有由陰出陽致脉漸浮所謂陰病得陽脉者生也 宜用麻黄升麻湯 桂枝加黄芩湯

〔裏症〕前症悉具者是也或見数症而不具黄帝鍼經曰邪在肝則兩脇痛不言经而言肝則傷寒邪熱入肝明矣三承氣湯選用之邪未入腑尚輕者用黄連竹葉石羔湯

〔寒症〕寒中厥陰與傳

經熱症不同四肢厥冷唇青而黑囊縮遺溺　脉則緩而微欲絕
四逆湯附子湯　麻黃附子吳萸湯　當用艾火炙丹田氣海或用姜
葱作爲餅子熨臍下若藥不便用胡椒皆可應急用
三陰三陽雖各有表裏然三陽終表多而裏少三陰終而裏多表少
不可不知詳考三陰三陽皆有入腑則再無所傳以萬物同歸于土則終
于土而已將復奚變哉

曰陽經無腹痛陰經必頭疼

治小兒痘疹出三方雲間許鶴沙先生得盤左某公云

出異人傳授

第一號三清化毒黃蠟丸　用硃砂為君將補氣和血解毒快斑托元

清心諸藥佐之　硃砂五兩　當歸一兩　生地一兩

白朮八錢　牛蒡七錢　連翹七錢　人參五錢　犀角五錢

連連四錢　黃柏四錢　葛根四錢　荊穗四錢　甘草四錢

牛黃一錢五分

右將硃砂打碎菉豆大塊用絹袋裝縫水十碗酒二碗除牛黃將前藥十三味入砂鍋内文武火熬之剩一碗汁為度濾淨將硃砂揀出另晒藥汁成稠膏再將硃砂牛黃研細拌豬心血為丸若硃砂拌汁內萬物晒乾成丸之理牛黃入煎亦有折耗也硃砂藥汁非烈日不乾故宜長日修製丸重乾重五分凡痘初出即細研一丸薄荷湯調服痘即減少輕快其效如神

第二號三清快斑紅蠟丸

華佗良方一卷

〔清〕醉亭抄訂
清抄本

華佗良方一卷

本書爲中醫方書類著作。封面題『醉亭抄訂』，其具體生平不詳。據卷首金匱嚮池華家駒序言所述，此書爲清醉亭先生根據他從侯氏處所得殘卷整理而成。書中主要記載參芪内托散、透膿散、紫金錠、九龍丹、胡桃散等外科方劑，同時也遴選了一些内科常用方，如附子理中湯、藿香正氣散、四物湯、歸脾湯等五十餘首。書中所列外科驗方，大多爲歷代名方，主要治療疔瘡、癘風、癰疽、發背、乳蛾、痔瘡、赤游丹、鵝掌風、牛皮癬等。書名冠以『華佗良方』，實爲托名，以示珍重。

醉亭抄訂

華陀良方

三國時有華陀神於醫道十指間拂、有仙氣瘧雖疑難實足以起死回生之術利濟一時稱之神效不可勝數即如關公中箭毒陀能刮骨而療、

惜先生不逢時致遭曹瞞之毒手悲夫其良方之傳後罔已歷千百年而不磨者嵗已亥醉亭先生館於侯氏於殘編斷簡中搜得華陀良方一本

缺而不全僅得三分之二手為錄出索序於余余悲夫華陀之不善終也余又喜夫良方方不終湮如當日華陀因濟世而有良方今日孫淳因

良方而能濟世，則華陀濟世之心得醉亭而益顯，雖謂華陀至今不死也可。因書數言以弁其首。

道光歲次屠維大淵獻涂月

六日書於滬桂艸堂

金匱嚮池蕭家駒

參芪內托散丹溪云瘡疽未潰以疎托解毒為主瘡疽既潰以托補元氣為主二語可為外科樞要

人參一錢虛甚者倍用 黃芪一錢酒炒 當歸一錢 川芎酒炒五分 甘草炙一錢五分

陳皮五分 金銀花五錢 丹皮一錢 木香五分 遠志去心甘草水泡炒一錢五分

大棗五枚水煎服

透膿散凡瘡毒內已成膿不穿破者服此即破

黃芪四錢 皂角刺 白芷 川芎 牛蒡子

穿山甲炒研一錢 當歸各五錢 金銀花 酒水各半煎服

理中湯温補中氣挽回元陽

人參一錢 黑姜五錢 甘草炙一錢 白朮一錢陳土炒 附子姜汁甘草水製一錢

大棗五枚去核水煎服

藿香正氣散 散風寒消飲食止嘔吐瀉痢

藿香 砂仁 厚朴 茯苓 紫蘇葉 陳皮 各一錢 白朮 陳土炒 半夏

桔梗 白芷 各八分 甘草 炙五分 生薑三片水煎服

十全大補 峻補氣血乃扶危定傾之大藥為救世保命之神丹

人參 白朮 土炒各一錢 黃芪 蜜炙一錢 茯苓 一錢 當歸 二錢 大熟地 九蒸九曬二錢

白芍 酒炒一錢 甘草 炙五分 川芎 肉桂 去皮各五分 大棗五枚薑三片水煎服

○虛甚者更加附子鹿茸

六味湯 壯水之主以鎮陽光凡腎經真水不足虛火上炎脈數有熱者宜此

大熟地四卞 山萸肉 山藥各二錢 丹皮 茯苓各一錢 澤瀉一卞 水煎服

八珍湯即十全大補湯去黃芪肉桂

歸脾湯治思慮傷脾營血不足睡臥不寧

人參 白朮 當歸 棗仁炒 白芍各卞 黃芪一錢五分

遠志去心甘艸水泡炒 甘草炒各七分 木香五分 元眼肉五枚 水煎服

香砂六君子湯理脾化痰溫胃進食

人參 白朮 茯苓 炙甘艸 陳皮 半夏各卞 砂仁 藿香各五分

薑二片 棗二枚 水煎服

桂附八味丸益火之原以消陰翳凡腎經真陽不足火衰不能生土脉虛大無力者宜此

大熟地八兩　山萸肉　山藥各四兩　丹皮　茯苓〃〃　澤瀉各三兩
附子　肉桂各一兩　用煉蜜丸每服四錢淡塩水下

紫金錠　解諸毒療瘡腫主用極弘立見奇效凡居家出入遠遊仕宦者不可缺此

山茨茹洗淨二兩　五倍子捶碎洗淨二兩　千金子去殼去油淨一兩　紅芽大戟去蘆根洗淨焙乾為末一兩五錢
明雄黃三錢　硃砂三錢水飛　麝香當門子三錢
以上藥於淨室中製為細末候端午七夕或天月二德日合起以糯米濃粥湯和匀杵千下凡合藥切忌婦人雞犬見每錠一錢每服一錠或半錠開水磨服病在上者必吐在下者必利吐利後以溫粥補之

一治飲食藥毒蠱毒菌毒河豚毒自敗牛馬猪羊等肉毒人悞食之必脹悶昏倒急用水磨一錠灌之或吐或瀉其人立甦

一南方山嵐瘴氣霧露水濕自人感之即覺滿悶嘔噁憎寒壯熱隨用閘水磨服數分即愈

一治癰疽發背對口疔瘡天蛇毒楊梅瘡並用無灰清酒磨外用醋磨塗瘡上日夜數次覺痒而消

一治喉閉喉風喉疔乳蛾等症並用薄荷煎湯磨服一錠即見消散

一治絞腸沙烏痧脹通腹攪痛非常用清水磨服一錠即愈

一治婦人邪氣鬼胎用石菖蒲煎湯磨服一錠即消

一治自縊溺水壓夢鬼魅迷人但心頭溫者俱用生姜汁磨服一
錠立甦
一治惡蛇瘋犬毒蝎溪澗諸惡虫傷人隨即發腫攻注走痛或昏
悶喊叫命在須臾急用清酒磨下一錠仍服他人口涎磨敷患
處再服葱湯一大碗被蓋出汗其人必活
一治天行時疫延門傳染用米醋磨濃塗鼻孔中仍以開水服少
許即不傳及
一治傳尸勞瘵諸藥不效每早用清水磨服一錠三日即下惡物
有一女子患瘵症方上教服此片時吐下小虫十餘條後服蘇

合香丸其病頓愈以其相傳活人不計其數此眞濟世衛生之
寶藥也
生於腦名曰腦疽生於頸後名曰對口生於頸旁名曰偏對口正
對口易治偏對口難治因其軟肉與喉相近也多因膏粱醇酒風
寒凝遏所致宜用神火照法次用烏金膏搽之外貼萬金膏取其
易潰潰後則用防風湯洗之摻以海浮散仍貼萬金膏頻患數次
即愈矣
生於耳前後名曰鬢疽生於兩頤名曰發頤初起宜用銀花甘草
湯加柴胡荊芥薄荷旁子以清散之若腫勢極盛須用砭法若已

成膿而未潰者以烏金膏搽瘡頭蓋以萬全膏自然腐潰潰後則用海浮散並貼萬全膏自然尋愈頦下漫腫無頭名曰時毒俗名蝦蟆瘟是也頭面盡腫名曰大頭天行俗名大頭瘟是也此皆風火鬱熱所致初起宜用加味甘桔湯以消散之散而弗去則用普濟消毒飲以清之若腫勢極盛兼用砭法

生於心名曰井口疽生於脅名曰脇癰生於腹名曰肚癰生於手腳腕名曰穿骨疽生於腿岔名曰魚口生於臀名曰臀癰施治並如前法

護心散 患井口疽者宜多用他症亦宜用此

遠志肉一兩五錢去心甘艸水泡炒　菉豆粉二兩　甘艸五錢炒　明乳香一兩箬上炒
辰砂二錢細研水飛　共為細末每服三錢開水下

九龍丹

治魚口便毒騎馬癰橫痃初起未成膿者服

兒茶　血竭　乳香　沒藥　青木香　穿山甲炒各一兩

右各等分為末歸尾三兩紅花二兩酒煎膏丸如桐子大每服二錢空心熱酒送下數服自消

胡蘆散

以大胡蘆剝開口將全蝎二枚裝入燒灰存性研末熱酒冲服疔瘡初起如疥形如粉刺或小泡堅硬如釘故名曰疔大抵肉色紅

腫根腳不散者吉若平榻漫腫四圍及白者凶其狀不一其色不同有紅紫黃白黑之五種以應五臟若生兩足多有紅絲至臍生兩手多有紅絲至心生唇面多有紅絲入喉俱難治速宜針紅絲出血多有生者若患於肢末之處毒愈凝滯藥難導達艾之功為大內服菊花甘草湯至効如妄用疏利之劑耗損真氣不為無以去毒而害及隨之其治法即見前十法中喉間腫痛名曰喉痺古人通用甘桔湯主之然有虛火實火之分緊喉慢喉之别不可不審虛火者色淡微腫溺清便秘脉虛細飲食減少此因神思過多脾氣不能中護虛火易至上炎乃內傷之火名曰漫喉風虛症也

午前痛甚者屬陽虛四君子湯加桔梗麥冬五味當歸午後痛甚者屬陰虛四物湯加桔梗元參如不效必加桂附以為引導之用加減八味湯加牛膝主之若脉數有熱六味湯主之更有中寒咽痛治用半夏桂甘湯不可悞投涼藥實火者醇酒膏粱風火積熱火動痰生腫痛暴發甚則風痰壅塞湯水不入聲音不出此外至之火名曰緊喉風實症也宜用燈窩油和漿水灌之導祛痰涎或用土牛膝搗爛和酸醋灌之或針刺紅腫之處發泄毒血或用金鑰匙吹之俾喉門漸鬆飲食可入聲音得出乃止宜服加味甘桔湯熱甚者兼用三黃解毒湯諺云走馬看喉痺是也凡喉腫不

刺血喉風不吐痰喉瘡不放膿乳蛾不針破此皆非法又有勞嗽日久咽傷聲損者無法可療

纏喉風症咽喉腫痛脹塞紅絲纏繞故名纏喉風甚則腫達於外頭如蛇纏探吐悉如前法

纏舌喉風硬舌根而爛兩傍以羊尾筆醮甘艸水洗之吹以柳華散

乳蛾生喉間狀如乳頭一边生者名单乳蛾兩边生者名双乳蛾以小刀點乳頭上出血立瘥吹以柳華散再服甘桔湯凡針乳蛾宜針頭尾不可針中間鮮血者易治血黑而少者難治凡用刀針血不止者用廣三七為細末吹刀口上即止凡使刀針不可

傷蒂丁及舌下根切切

舌衄出血不止用六味湯加生地麥冬牛膝玄參主之並吹柳華散

懸癰生於上腭形如紫李宜針破癰頭用甘草湯攪盡於血吹服悉如前法

腮癰生腮下繞喉壅腫先用薺汁調元明粉攪去其痰再看其紫黑處針去痰血其吹服如前法

喉瘡命門相火也瘡勢灌膿以銀針挑破之隨用甘草荆芥煎湯洗之其吹服如前法

走馬牙疳牙齦紅腫漸變紫黑臭穢胃熱也牙癰牙边腫痛灌膿

也牙齸牙根盡腫宣露於外也吹以柳華散兼服清胃散牙痛療
牙止痛散兼服葛根湯
喉瘤生于喉旁形如圓眼血絲相裹不可用刀針宜吹射香散並
服加味甘桔湯
繭唇唇上起泡如繭初起即用小小艾炷灸之貼以萬全膏
肺絶喉痺凡喉痺日久頻服清降之藥以致痰湧聲瘖或痰聲如
曳鋸此肺氣將絶之候也法右難治宜用獨參湯或兼進八味湯
或兼用十全大補湯早服者可救十中之一二

四君子湯

人参　白术　茯苓　炙甘草各一錢　大棗二枚生姜一片水煎服

四物湯

川芎五分　大熟地自製　當歸　白芍藥各一錢五分

水煎服。加丹皮麥冬玉竹山藥茯苓退虛熱至效

加減八味湯

大熟地四錢　山萸肉去核　山藥各二錢丹皮　茯苓各一錢五分澤瀉一錢五分肉桂　北五味各五分

水煎服。本方去五味加附子名八味腎氣湯

金鑰匙　治喉閉纏喉風痰涎壅塞口噤不開湯水難下

焰硝一兩五錢　硼砂五錢　片腦二分五厘　雄黃二錢　白殭蚕一錢

各另研為末和匀以竹筒吹患處痰涎即出如痰雖出腫痛仍不消急針患處去惡血服煎藥

三黃解毒湯

黃連二錢　黃柏　黃芩　黑山梔牛各一錢　水煎服

椰華散治喉瘡並口舌生瘡走馬牙疳咽喉腫痛諸症

眞青黛　蒲黃炒　黃栢炒　人中白各一兩　冰片五分　硼砂五錢

共為細末吹喉極效

清胃散

升麻一錢　生地二錢　黃連　連翹　丹皮各一錢　水煎服

療牙止痛散 治牙痛神效

牙硝一錢 硼砂一錢 明雄黃一錢 氷片一分半 射香五厘

共為末每用少許搽牙

葛根湯

葛根一錢 升麻一錢 甘草五分 赤芍一錢五分

水煎服風勝加荊芥防風薄荷火盛加連翹丹皮生地旁子

射香散

眞射香一錢 氷片三分 黃連一錢 共為末一日夜吹五六次

瘰癧頸上痰瘰癧痺也此肝火鬱結而成宜用消瘰丸兼服加味

逍遥散

消瘰丸 此方奇效治愈者不可勝計予曾刻方普送矣

玄參 蒸 牡蠣 煅醋碎 貝母 去心蒸 各四兩

共為末煉蜜為丸每服三錢開水下日二服

加味逍遥散 治肝經鬱火頸生瘰癧並胸脇脹痛或作寒熱甚至肝木生風眩暈振搖或咬牙發痙諸症經云木鬱達之是已

柴胡 茯苓 當歸 白朮 甘草 白芍 丹皮 黑山梔 各一錢

薄荷 五分 水煎服

鼻痔鼻生瘜肉也起於濕熱可吹硇砂散 鼻淵鼻流濁涕不止也

起於風熱可用吉古拜散

硇砂散

硇砂五分　白礬二錢煅枯　共為細末每用少許點鼻痔上即消

古拜散

荆芥穗　為細末每服三錢生薑湯調下有火者陳茶調下

聤頭抵耳：內生疔也乃肝經鬱火所結可用紅棉散兼服加味逍遥散加菊花百蟲入耳以猫尿滴入奇效

紅棉散

白礬二錢　臙脂不燒灰存性　共研勻先用棉杖子攪去膿水更另用棉杖子醮藥摻入耳底即乾○若聤頭抵耳加射香五厘

眼丹眼傍生泡潰而流水也屬風熱加味逍遙散主之又眼珠忽然腫脹突出屬出宗症平崇散主之

平崇散

黄連末二分 甘草末 冰片各一分 硇砂三分 人乳調點兩眼角立消白禿瘡此火旺血熱而生虫也麥餞散主之髮落不生骨碎補為末麻油調搽之

麥餞散

用小麥一升炒枯黄色乘熱入鉢内為末和硫黄末四兩白砒末五錢攪匀待冷取起加烟膠半觔川椒末二兩生枯礬各二兩共

研極細臨用葱湯洗淨末藥二三錢麻油搽調油紙盖札三日一
換之次愈

粉刺雀斑風熱也改容丸主之

改容丸

大貝母去心　白附子　防風　白芷　菊花葉　滑石各五錢

為細末用大肥皂十莢蒸熟去筋膜搗和藥為圓早晚洗面

破傷風因跌打損傷頭腦而客邪乘之以致手足搐搦人事昏憒
天麻散主之

天麻散

天麻　生南星（炮去臍）　防風（各一兩）　荊芥（三兩）

右為細末每用五錢蓮鬚葱白煎湯調下

跌打損傷之後凡大小便通利者可用廣三七二三錢酒煎飲之或服澤蘭湯若大便不通必加大黃其破損處可用血結為極細末摻之韭葉散亦良余用天下第一金瘡藥最佳可保無虞

澤蘭湯通二便除腸中瘀血乃活命之靈丹也

澤蘭　當歸（各五錢）紅花（一錢）丹皮（三錢）　青木香（錢半）　桃仁（去皮尖研十粒）赤芍（錢半）

水煎熱酒冲服。如大便不通加大黃二三錢酒炒

韭葉散（止血如神）

石灰同韭菜搗成餅沾貼壁上候乾細研篩下聽用

天下第一金瘡藥凡刀斧損傷跌撲打碎敷上即時止痛止血更不作膿勝於他藥多矣其傷處不可見水予製此藥普送因路遠者一時難取故刻方廣傳之今並筆之於書則所傳益廣矣各鄉有力之家宜修合以濟急也

雄猪油一斤四兩 松香六兩 面粉四兩炒篩 射香六分 黄蠟六兩 樟腦三兩研極細

冰片六分 血结一兩 兒茶一兩 乳香一兩箬皮上烘去油 沒藥一兩仝上製

以上藥研極細先將猪油松香黄蠟三味熬化濾去渣　將冷再入藥末攪匀磁罐收貯不可洩氣

乳癰者乳房掀腫作膿膿盡則愈其初起宜服瓜蔞散敷以香附餅即時消散若以成膿則用太乙膏貼之若潰爛則用海浮散摻之外貼膏藥吸盡膿自愈矣

乳巖者初起內結小核如棋子積久漸大崩潰有巉岩之勢故名曰乳岩宜服逍遙散歸脾湯等藥雖不能愈亦可延生若妄行攻伐是速其危也

瓜蔞散

瓜蔞一個　明乳香二錢　酒煎服

香附餅　敷乳癰即時消散一切癰腫皆可服

香附細末淨一兩 射香二分

右二味研勻以蒲公英二兩煎酒去渣以酒調藥熱敷患處

太乙膏治一切癰疽腫毒用之提膿極效

厚肉桂一兩半 白芷 當歸 元參 赤芍 生地 大黃

土木鱉以上各一兩半 乳香末一兩 沒藥末一兩 真阿魏一錢 輕粉一兩半

血餘一團 黃丹兩五錢

以上各藥用真麻油一斤浸入春五夏三秋七冬十日傾入鍋

内文武火熬至藥枯浮起為度住火片時用布袋濾淨藥渣將

鍋展淨入油下血餘再熬以柳枝挑看俟血餘熬枯浮起方算

熬熟每淨油一斤將炒過黃丹六兩五錢徐徐投入不住手攪候鍋内先發青烟後至白烟叠疊旋起其膏已成將膏滴入水中試軟硬得中端下鍋來方下阿魏散膏而上化盡次下乳香没藥輕粉末攪勻傾入水内以柳木攪成一塊

附骨疽肉裡漫腫而皮色不變也宜用艾圓灸之俾其轉陰為陽乃吉若生於膝上三寸名曰伏兔疽法在不治

蛇頭毒手足指腫大如蛇頭也宜用艾炷隔蒜灸之以雄黃白芷等分為末同大蒜搗爛敷之或嚼生栗敷之亦效脫疽生手足指宜用艾灸之若腫腐潰爛摻以海浮散貼以萬全膏

臁瘡生於足之內外臁宜服生熟地黃丸並敷海浮散貼以萬全膏若濕熱甚而潰爛不收口者于海浮散內加入黃柏散同敷立效

腸癰有生於腸內者腹內脹急大小便牽痛如淋轉側搖之作水聲潰後則膿從大便出有生腸外者當臍腫痛腹皮脹急潰後則膿自臍出甚則穿潰大腸食虫亦自臍出勢則難為矣初起宜用千金牡丹皮散以消虫既潰則用參芪內托之劑

千金牡丹皮

丹皮錢　苡仁兩　瓜蔞仁去油錢　桃仁去皮尖研二十枚　水煎服

懸癰生於腎囊之後肛門之前又名海底漏最難收功

臟毒生於肛门之兩傍初時種痛繼則潰膿總由濕熱相火内灼庚金而然也宜服國老散加減地黄丸並敷海浮散貼膏藥此一定之治法也内痔外痔亦並可服前藥洗以忍冬籐菖蒲艸煎用田螺水搽之可以立消脱肛屬氣虚補中益氣湯亦有血虚火旺者四物湯加升麻

國老散

甘艸七段用急流水一碗浸之炙乾又浸又炙以水盡為度研細末每日空心開水調下二錢忌煎炒烟酒炙煿辛辣發氣等物

生熟地黄丸

大熟地九蒸九晒　大生地酒洗各三兩　山藥乳蒸　茯苓乳蒸　丹皮酒蒸各兩半

澤瀉鹽水蒸一兩　當歸酒蒸　白芍酒炒　栢子仁去殼隔紙炒　丹參酒蒸各二兩

遠志去心甘艸水泡蒸二兩　自敗龜板浸去皮童便炙酥研為極細末二兩

共為末用金釵石斛四兩金銀花十二兩熬膏和煉蜜杵為丸

每早淡鹽水下四錢

田螺水

用大田螺一個以冰片摻壓中仰放盞內少頃水流出取搽痔瘡

上其腫立消

下疳生瘡濕痒或陰莖腫爛或如菌如蛇此濕熱之甚也宜服丸

味蘆薈丸並用加味逍遙散氣虛者佐以加味歸脾湯

九味蘆薈丸

蘆薈五錢　胡黃連　當歸　芍藥　川芎　蕪荑各両

木香　甘艸各三錢　龍胆艸二錢酒浸炒焦

右為末米粥糊丸麻子仁大每服一錢或一錢五分開水下

楊梅結毒不可搽輕粉恐毒氣歸內宜服忍冬湯貽以萬全膏並

用金蟬脫甲酒

忍冬湯

金銀花一両　甘艸二錢　黑料豆一両　上茯苓四両　水煎每日一劑須盡飲

金蟬脫甲酒

治楊梅瘡不拘新久輕重皆效好酒五斤大蝦蟆一個浸酒封瓶口煮香二枝取起待次日隨量之大小以醉為度冬夏蓋煖出汗為效存酒次日只服量之一半酒盡瘡愈又治楊梅結毒筋骨疼痛諸藥不效者更妙服酒後七日不許見風為要忌口及房事百日絕根矣

大麻風皮膚腫冽搔痒頑麻如樹皮吐汁之狀此濕毒生虫甚則眉毛剝落鼻柱崩壞事不可為也宜服蘄蛇酒搽以當歸膏赤白遊風肌膚搔痒起皮也鵝掌風手足心頑厚起皮也爛脚風脚下

濕爛也並可搽當歸膏內服逍遥散兼用生熟地黄丸蘄蛇酒

烏稍蛇亦可用

蘄蛇一具去頭尾　生地三兩　黄柏　苦参　丹参　菊花

銀花　丹皮　赤芍　當歸　枸杞子　蔓荊子

赤茯苓　萆薢　百部各一錢　秦艽　獨活　威靈仙各五錢

桑枝兩半

右煮好頭生酒五十觔退火七日飲

當歸膏 治癧風並可搽赤遊丹鵞掌諸風

當歸　生地各兩　紫草　麻黄　木鱉子肉去殼

大楓子肉去殼研　防風　黃柏　玄參各五錢　麻油八兩　黃蠟二兩

先將前九味入油熬枯濾去渣再將油復入鍋內熬至滴水成珠再下黃蠟試水中不散為度候稍冷傾入盖碗內坐水中出水毒三日聽搽

湯泡火烧不宜見冷水宜用白芝麻壳烧灰存性研細末敷之若患處乾燥則用麻油调搽或用栢子樹皮為末麻油調敷效

疥瘡有細小不作膿者多属風熱有肥大灌膿者多属濕熱俱用麻黃膏搽之十日可愈而不隐瘡仍多服金銀花為妙

更有天泡瘡腫起白泡小者如菉豆大大者如蚕豆大連片而生

或生頭項或生耳前後宜用黄散敷之立瘥

麻黄膏

雄猪油四兩 斑蝥三個 麻黄五錢 草麻子一百粒去殼研爛 大楓子一百粒去殼研爛

先將猪油化開下斑蝥煎數沸隨去斑蝥再下麻黄煎枯濾去渣將大楓草麻肉和勻聽搽

黄柏散

黄柏一大塊以猪胰塗炙酥為末麻油調搽

頑癬乃濕熱凝聚虫行皮中有頑厚堅硬者俗稱牛皮癬是宜用百部膏搽之

百部膏

百部　白鮮皮　草蔴子去殼　鶴虱　黃柏　當歸　生地各兩

黃臘兩　明雄黃末錢　麻油斤

先將百部等七味入油熬枯濾去渣復將油熬至滴水成珠再下黃蠟試水中不散為度端起鍋來將雄黃末和入候稍冷傾入磁缽中收貯退火聽用

化腐紫霜膏治瘡疽發背瘀肉不腐及不作膿者又諸惡瘡內有膿而外肉不穿潰者

輕粉　草麻子研各錢　巴豆研白仁錢　血結錢　朝腦　螺螄肉各錢

金頂砒煅五分　共為末磁罐收貯臨用時麻油調搽頑硬肉上以萬全膏

芙蓉膏

用赤小豆四兩芙蓉葉四兩香附四兩菊花葉四兩白芨四兩為細末每服一兩加麝香一分米醋塗調住根脚雞子清調亦可

救自刎法凡自刎喉管未斷者不可見水急用麻線縫之外以血結細末掺之隨用天下第一金瘡藥厚塗之綿紙蓋定然後用狹裹脚布纏住線紮之間日加敷藥頭不動搖十日愈

竹木刺入肉拔不出者用象牙磨水滴之良久自出或用螻蛄搗爛敷之亦出若日久血凝腫脹者以花蕊散用象牙水調敷瘀血散而刺並出矣

花蕊散

花蕊石為末八両硫黃末四両和匀瓦罐盛之封口鹽泥固濟晒乾安風爐中上下着火煉二炷香候冷打開研篩為極細末收貯此散瘀血之神藥也

瘋犬咬用明雄黃末五錢杏仁去皮尖一百粒炒研每服二錢虎骨煎酒送下服盡必愈外並用此敷患處毒蛇蜈蚣咬用明雄黃細末用蒜搗爛敷之内服白芷護心散

白芷護心散

白芷丏 明乳香录 明雄黃朱 甘艸朱炙 共為細末每服四錢清酒調下

悞服砒毒小薊根搗汁灌之或用金汁灌之或用明礬大黄為末新汲水調灌之得吐方為效野菌毒亦用金汁解之紫金丹亦佳

救自縊抱下徐解繩索用好肉桂三錢煎湯灌之

救落水以其人横伏水牛背上瀝去腹中之水如牛無以橙代之隨用搐鼻通天散吹鼻中得嚏則活獨用半夏末吹之亦佳

魘夢不醒吹以通天散更用葱白生姜煎湯灌之

搐鼻通天散

猪牙皂角去皮弦刃　細辛去葉　半夏各等

共為極細末每用一二分吹鼻中得嚏則甦

慧聚齋方跖一卷

不著撰者

清抄本

慧聚齋方跖一卷

本書爲中醫方書類著作，由中醫驗方彙編而成。不著撰者。卷端題『經驗良方副册』，據此推斷，此書當有正本，且據正本謄抄。觀書中方藥，不分門類，抄輯歷代良方、名方，如梅花點舌丹、八寶紅靈丹等。爲使配方保密，輯者在有些方劑上方標以『禁字』『痏字』『卯字』『巳字』『戊字』等。

慧聚齋方路

上 去陽 [illegible] 上平陰陽 [illegible] 陽上陽 [illegible] 尺 陽上陽 [illegible] 陽上平陰陽 [illegible] 陽上陰 [illegible] 之 [illegible]

工 上平陰陽 [illegible] 陽去陽 [illegible] 陰上清 [illegible] 六 上平陰陽 [illegible] 同合字 上平陰陽 俟 去陽 陰 俟

五 上平陰陽 [illegible] 同四字 上平清陰 [illegible] 陽上陽 [illegible] 乙 陽去陽 [illegible] 上 清平陰 [illegible]

尺 下平陽 陽 [illegible] 去陽 陽 [illegible]

念之

余言一三五字出老必用以降陰陽當一字

壬子四月廿四得方

雲仙先生鑒

弟軼署

經驗良方副册

禁字　治通行咽痛及牙齦腫脹

薄荷　壹　白芷　二分　要沾 黄連　分

白元明粉　冰片　蝦蟆　二分　水飛 青黛　五分

月石半 梅片二分 川黄蘗一半

生草五分 蒲黄半 人中白漂半

燈草灰二分

疳字 治風熱口疳久而不痊者及爛牙疳穿腮

疳 翻花疳 翻花舌菌 結毒 咽瘡陰 走馬疳

痘後疳句用

製川蘗 一錢 真珠粉 二錢 人中白漂淨製 一錢

白螄龍骨 二分 硼砂水飛 五分 兒茶 四錢半

生艸青 白芷 二分 冰片 八分

薄荷淨葉 一錢

製黄蘗法
黄栢 一斤 荆芥 斤 為君 甘草 斤
為 三味河水浸三日候軟取起孔上炙至金
黄色向今焦再用白蜜湯煎一次晒乾研末

製人中白
漂淨用三黄湯製一次晒乾

青金錠　嵩治纏喉風

延胡索　一錢　牙皂　十四条　瓦上炙存性

研细末加青黛　錢　麝香　五厘　清水调

作錠子每重　五分[illegible]用河井水將錠子摩汁用

白棉紙条蘸药汁滴入鼻中少頃喉间痰聲響

鳴吐出即鬆

大活絡丹

此丹宣暢氣血通利經絡並風濕諸[illegible]眼喎斜半身不遂行步艱難筋骨拘攣手足疼痛

白花蛇　烏梢蛇（二味酒浸焙）　麻黄（去節）　防風

炙甘草　官桂　草豆蔻　羌活

何首烏　川連　元葠　天麻

藿香　白芷　[illegible]黄　[illegible]地
大[illegible]各弍分　細辛　[illegible]芍　硃砂[illegible]
[illegible]香　沒藥二味去油　直殭蚕去黑嘴砂
[illegible]炙　天竺黄　敗龜板酥炙　虎脛骨酥炙
烏藥　青皮　黑附子土炒　白蔻仁炒
骨碎補　白茯苓　於白术　當歸身酒洗

沈香 全蝎去毒 葛根 威靈仙酒浸各貳兩半
射香半 瓜兒血竭 犀角各壹兩 地龍去土半
檳榔 香附子 定心草貳兩 川芎貳兩半 黃芩壹兩
片腦半
右味共為細末煉蜜為[illegible]金箔為衣每丸重半
以蠟皮封裹溫湯送隨病上下食前後服

蟾酥捻子　専治已潰瘰癧

蟾酥黄豆大一塊　白丁香十五粒　寒水石黄豆大一塊

巴豆去殼十粒

右味各研細末共合一處再研勻使蜜搓成捻子每用一根用鍼將瘰癧當頂鍼一孔插捻子入孔內用綠雲膏蓋貼連插三日後單蓋綠雲

膏俟數日後頑自脫以臁瘡硬退爲效如硬未
盡再用以盡為度

綠雲膏

黃連　大黃　[illegible]黃　黃芩　黃蘗
木鱉去殼　各子

右药共切片用香油七两煤焦色去渣入净松香四两再熬成膏傾入水中扯拔令金黄色入銚子内再熬数滚候温将猪胆汁三枚铜青三钱預用醋七两浸一宿绢濾去渣同入膏内用柳枝攪之候冷為度用时以重湯炖化薄纸攤貼

喉症十二時吹藥方

子字　治一切

製元明粉一錢　月石一錢　硃砂六分

冰片一分

丑字　治口疳如神

人中白一錢　青黛一分　黑山梔七分

冰片半　松蘿茶半　川朴半　大黑棗三兩去核包麦火煅切條

共為細末用以傷寒後口瘡取坑磚一角煅

研用弍

印字　通用

鹿角霜一兩　月石半　冰片半

黄蘗蜜炙平　雄黄平　枯礬半

靛花一錢　粉甘草一錢　川連一錢

元明粉一錢　銅青五分　紙釘三張上寫某年月日合煆存性

辰字　牙關緊閉

真熊胆冬月取青魚膽汁和礬勻成塊陰乾用陳者更妙

巳字　雙單乳蛾初起三日內用已潰勿用

牙硝一兩半　冰片一錢　月石半錢

殭蚕錢　雄黄錢

卒字　咽喉疫塞

牙皂錢　川連錢　枯礬錢

共為細末用時必須少許令人扶頭流去痰

涎声如雷響以水漱口小心用藥孕婦忌用

未字　牙関緊閉不能進藥將丹吹入鼻中

即開

雄黃二錢　朴硝半錢　月石半

申字　玄瘀消腫孕婦並久病虛弱人忌用

元明粉七分　雄黃二錢

酉字　腐爛疼痛

不落水雞內金一具瓦上炙燥研末已一錢加

冰片一分每兩加兒茶二錢研勻止痛收功

戌字　重香蓮花香餘不用

青礬七刃　煅紅安地上去火毒用一分

亥字一名回生丹　牙關緊閉通竅降痰起死回生

明礬七刃

巴豆廿粒仝入傾銀罐内煅深候礬枯去巴豆用礬每兩加小金姜黄一分麵糊為丸雄黃末二分為衣如桐子大每服七丸姜湯下

琥珀膏　見太平惠民和劑局方

治頸項瘰癧及發腋下初如梅子腫結硬強漸若連珠不消不潰或穿穴膿潰肌汁不絕經久難差漸成瘻疾並治之

琥珀研　木通　桂心　當歸

白芷　防風　松脂　硃砂研

木鱉去殼各半兩　丁香　木香各三分　麻油

右药先用琥珀丁桂砂木五味捣罗为末其餘药並研细末以油浸一宿於鐺中以慢火煎候白芷焦黄漉出次下松脂末濾去滓再澄清油脚安鐺中慢煎火熬下黄丹一斤以柳木篦不住手攪令黑色滴入水中成珠不散看硬軟得所入珀等攪令匀於磁器内盛之每使时看大小

用火焙紙上勻攤貼之

靈寶金丹　專治肝胃氣

木香（生晒）六分　枳殼（焙）弍錢　嫩桔梗（焙）六分

大腹皮（用黑豆煮透再焙）弍錢　白芍（生晒）弍錢　萊菔子（生晒）六錢

小青皮（焙）六分　焦麥芽三錢　製香附六錢

建粬三錢　黑山梔三錢　刺猬皮乙枚

右藥十二味照法研為細末為丸服时用佛手露送下倘病發日久者加柴胡末煎湯送服原方内本有上沉香錢松香錢泥錢此有辨雯研極細末和入為丸則更效驗

萬金丸　專治一切無名腫毒及癰疽發背對口内外臁用黃酒化服一丸

皂角針　一兩　姜蚕　一兩　黃蓍皮　三兩

當歸（酒炒）一錢半　穿山甲（煅灰）八分　姜製川朴一錢半

生敲石決明八錢　製軍錢半　澤瀉一錢

生甘草八分　公丁香三分　沒藥一錢

川黃蘗一錢　連翹一錢　土炒白朮三錢

製半夏錢半　忍冬藤一錢半　炒山查一錢半

酒炒川芎一錢　生枳殼錢　羌活一錢半

獨活 七分 絲瓜絡 七分 嫩桑枝 七分

土貝母（去心） 三分 明天麻 七分 明雄黃 貳分

福橘絡 一錢 黃蠟 六分

右味各研細末用糯麵糊為丸每重八分黃酒

或開水送下

紫霞丹

專治一切無名腫毒及

癰疽發背對口等症

真西黄　七分五釐　上西射香　七分五釐

上藤黄　八分　製法見黎洞丸　梅花片　七分五釐

真血竭　八分

野蔓漆拾五分切片焙磨細末真者難覓惟于靈谷巷藥行內揀俗名無实佛手漆等反無所用

天竺黄拾五分石　白內搗細　粉兒茶　去油焙磨細　八分

滴乳石　十五分去油焙磨細末　沒藥　十五分去油焙磨細末

雄黄　研細　八分　錦紋大黄　研細　十五分

阿魏 八分 燉烊

右爲十三味先將籐黃製不拘一再將餘藥研細

擇天醫日入石臼内將籐黃隔水化開一同

搗爛和勻候乾

玉雪錠

蕎麵 廿斤 明淨硫黃十斤 白麵 五斤

射香一錢 冰片一錢 鉛粉四兩

蔚藍錠

錠花（不拘多少以色淡為度） 寒水石一兩 射香一錢

冰片一錢 輕粉四錢

黃金不換

南星二兩 陳皮六兩 蒼术六兩

黄蘗十二兩　薑黄十二兩　甘草六兩
白芷十二兩　川朴六兩　上白天花粉廿四兩
生軍十二兩　射[illegible]干　冰片四分

解砒毒方
防風一兩研末水調服　又方冷水調石青亦效

解菌毒方

於驚蟄日取大竹截作筒去皮兩頭留節一頭開一小孔以甘草研末裝滿筒中用木塞緊再以桐油石灰封固浸大糞缸內一年將筒洗淨陰乾遇有中菌毒者取內甘草末一兩冷水調服神驗之至

煉金頂砒法

用鉛一觔入罐內炭火煨化投白砒二兩於化
烊鉛上鍊煉烟盡為度取起冷定打開金頂砒信
在鉛面上取下聽用

製食寒法

用麵一斤外再以半斤水調稠厚捏成薄片二
塊將前麵包合於內周圍捏緊於清明正日蒸

臨掛透風處陰乾用麵包藏勿使女手愈久愈

妙

丑字　一切腐爛不宜爲用孕婦忌用

雄黃（水飛）　胆礬（煅）　冰片

三黃寶蠟丸

川續斷　防風　陳皮　香白芷

荊芥　澤蘭　蒼朮　赤芍

生川芎　前胡　羌活　劉寄奴

全當歸　紅牙大戟各一兩

右藥十三味切片用真麻油四斤入內將各藥浸五日用微火熬枯以絲綿濾淨盡去渣再將油熬至半老聽用

丁香 五分 木香 七錢五分 藤黄 四錢 山羊血製者佳如無隔水燉十餘次去沫

犀黄 八分 乳香去油 五分 没藥去油 五分

雄黄水飛 二錢 天竺黄 三錢 如無真者有陳胆星代

兒茶 一錢 硃砂水飛 七錢五分 琥珀 五分

水銀粉 五分 血竭 七錢五分 梅片 三分

麒麟竭 三錢 真珠小珠加倍 二錢五分 狗寶如無真者加西黄一錢五分代 一分

以上諸藥各研細末聽用將前藥油煎至半枯撈起油鍋稍冷才系時用淨黃蠟五十兩切片入油鍋攪化畢即取細藥末離下攪之待冷凍信為丸如重乎必須不住手攪和倘稍停住則輕浮重沉藥力不勻矣切囑〻〻攪以桑枝柳榆槐皆可　當治跌打傷損血奔心沖脫力勞

傷內脇岔氣無名腫毒癰疽發背對口風狂怪
症藥箭毒棒瘡墜馬落車蛇傷虫咬鉛子打進
初起疔瘡中風不語內外痔漏手足麻木產後
惡阻小兒驚風乳癖心疽痘毒　毒走馬牙疳
痰迷心竅橄欖汁送下
痰火上升化州橘紅湯化送下

玉雪丹　汪氏敬送單

一治傷寒时行瘟疫寒熱頭痛胸悶脾痠一二时身熱不解神昏譫語開水化服一丸如身熱不尽再進一丸立有奇功

一治痰厥不省人事用陳胆星五分化服

一治肝氣厥逆不省人事用生石決明二两煎湯化服

一治小兒痧痘時疹用西河柳煎湯化服少
點未透再進一丸輕者半丸
一治癰疽發背對口腦疽疔毒及一切無名腫毒
外用土牛膝七兩搗汁調丸藥半丸敷之內用開水
或生草煎湯化服半丸大症一丸未成即消
已成即潰
一治爛喉痧症痰涎壅塞口禁身熱命在頃刻

急用開水化藥一丸徐徐灌之立刻回生再進一丸即愈並治一切咽喉急症服之立痊或用荷葉三錢煎湯化服亦可

慢風俱用溫補藥見效此丹斷不可用

一治小兒急慢驚風身熱嘔吐乳驚悸抽搐便青用鉤勾干煎數沸去渣量兒大小和服半丸或一丸作四頓服立效如月內赤子胎驚不乳

用為一丸分作四塊研極細末安在乳頭上与
小兒喫同下之立愈
一癥瘵孕婦忌服
水安息二分　廣珠粉二分　血珀屑二分
鵞管石二分　京牛黃三分　當門子三分
梅花片三分　製川朴五分　川黃連七分

寒水石 七分　原砂仁 弍分　蘇合油 弍分

白螺螄殼 半

赤茯苓　桔梗　廣木香　茅山朮　半麯

茯苓皮　黃防風　天花粉　安桂枝　秦艽

生大黃　小青皮　江枳殼　大力子　前胡

木通草　生白朮　柴胡　赤芍藥　大麥仁

車前子　荊芥　廣陳皮　炙甘草　江枳実

麻黄　大豆巻　建陳麹　淡豆豉　連翹

廣藿香　六神麹　生石膏　土貝 各八分　大腹皮 煎湯用 乙刀又千

右粗药用陰陽水浸一宿次日晒乾研為細末

後入細葯同研極細末聽用和入水安息外加

六曲の力　打漿用粗細葯同搗和入煉蜜一斤

和丸每丸重濕一錢五分乾一錢晒要極乾然後再入
石灰罈內收燥白蠟封固合日須擇吉日拜大
悲懺一天方驗

黎洞丸 續筋接骨疎風活絡及一切外症內外
服數効

西牛黄一两 參三七十两 冰片貳两半

射香一兩半　天竺黃（去石淨末）十兩　錦紋大黃十一兩

雄黃（去石）十七兩　乳香（去油）九兩　沒藥（去油）九兩

兒茶十兩　血竭（去渣）十兩　阿魏（童便煮）十七兩

藤黃（烏羊血九製）十六兩

右藥十三味用白蜜四斤為丸重每一錢白蠟為

殼用開水化服跌打損傷用酒服并磨塗患處

梅花點舌丹　治一切疔毒惡瘡初起天行瘟疫

　咽喉腫痛等症

梅花蕊 貳两 京牛黃 五分 熊膽 二錢

珍珠 五分 硼砂 六分 雄黃 [illegible]

滴乳石 [illegible] 沒藥 六錢 麝香 五分

血竭 六分 葶力子 七分 劈砂 八錢

蟾酥　七分　梳　序　十

以上諸藥揀選上品於重五日午時於靜室中共

為極細末无声為度將蟾酥化開為丸如菉豆大

金箔為衣　每料用方塊金一百張

附化酥蟾法

前一宿將燒酒泡浸以慢火燉燉候其發開打勻

備用

八寶紅靈丹

功治時疫霍亂吐瀉痧脹中痧暑絞腸腹痛上下不通面青手足厥冷甚至六脉皆伏針刺無血者

硃砂 水飛 乙兩　雄黃 水飛 二錢　礞石 煅 四錢

馬牙硝 乙兩　硼砂 六錢　梅片 三錢

射香 三錢　赤金箔 五十小張

右藥擇吉日于淨室中共為極細末磁瓶收好
鎔蠟封口勿令洩氣每服一分開水送下小兒減半
一治腳麻腹痛每服一分開水送下一時許再
服一二次即愈
一治上吐下瀉肚痛絞腸開水送下併受寒肚
痛皆效途中受暑用溫熱水沖服三五厘

一治遠行不服水土用藥五厘開水送下
一治中風用藥五分一週時內均作三次服開
水送下溫病并痧氣風火眼用骨簪點眼男左
女右蓋被出汗
一治火眼稻柴以浸濕蘸藥些些點男左女右
眼角

一治单日间日瘧發三四次後未來一时許放
药半厘於臍内蓋貼即愈
一治痢疾将药放臍内亦用膏药貼之
一治發背疔瘡初起醋调敷患後搽上痛雖痛
卻能去腐生肌
一治瘡毒發背等症将药放膏药上貼之

一治蛇頭疔用雞蛋敲一孔入藥五厘套指上
即愈
一治乳蛾水米不下將藥吹入喉内
一治舌痛牙痛用藥吹上即愈
一治婦女經水不調小腹腰痛三五日不下忽
下血塊黄經送下五厘

一治湯泡火傷刀斧砍破敷患處

一治將藥佩帶身上永不染病

一治牛馬羊等用藥點眼　此藥服時切忌生薑

孕婦忌服宜先服三聖丹一服若更危急酌

下此丹半分其餘輕症慎勿亂投

三聖丹　治霍亂吐瀉時病等症

木香（不見火）七分　明礬三分　雄黃二分

右三味共為細末用鮮荷葉橘葉藿香葉各貳分

打汁泛為丸如梧子大每服九分重者再服

塘棲痧藥方

木香（切晒磨末）四兩　硃砂（水飛為衣）二兩　麝香（另研）一兩　滑石（研水飛）四兩

丁香（晒打爛）四分　茅术（切炒磨末）四分　雄黃（研水飛）二分　蟾酥（火匝浸爛）二分
如無蟾酥可用東酥加倍以火匝化酥搗和前
藥六味為丸如黍米大半粒每藥丸就四兩晒
熱用火匝噴濕蓋在椀內加入硃砂六分用力
搓擲丸色光亮為度

靈寶如意丹

高麗蔘 七錢　京牛黃 半　瓜血竭 二錢
硼砂 二錢半　葶力子 一錢　白粉霜 七錢
雄黃 二錢半　梅花片 七分　直殭蚕 二錢半
天麻 三錢　當門子 七分　真蟾酥 二錢
劈砂 弍錢半

共為細末合磨為度於重五日午時溶化蟾酥
拌為小丸如小米大陰乾或晒皆可
通絡丸　治中風手足不用日久不愈及一切積
傷經絡中有濕痰死血者
白花蛇 甘草水製　山柰　陳胆星 去土焙干 五錢　乳香 去油 弍錢半
川烏 泡去皮臍 五錢　地龍 弍錢半　沒藥 去油 弍錢半

射香 辛 川 烏蛇去皮臍

共為細末水泛為丸如重五分溫酒送下

六神丸 專治一切外症黃酒送下

大真珠式分五厘 劈砂七分五 西黃七分五

雄黃式分五厘 射香七分五 蟾酥五厘

共為細末水泛丸百草霜為衣如黍米大

迴陽玉龍散

治一切外症及陰瘡不發熱不焮痛不腫高不作膿寒熱流注冷痛痺風脚氣手足頑麻筋骨疼痛及一色皮色不變漫腫無頭鶴膝風等症但無肌熱者一槪敷之

軍炒 薑煨 肉桂去皮研 辛 赤芍炒 三兩

天南星七錢 山朴炒 烏三錢 白芷七錢

右八味製畢共為細末熱酒調敷

卧龍丹

射香錢 灯心灰用青竹筒裝滿燒存性淨重七錢

猪牙皂角三錢 闹楊花三錢 冰片錢

细辛一錢 西黄六分

右共为细末磁瓶收藏

太乙丹

大戟肉 乙两　千金霜 半　净茅茹 乙两

粉儿茶 半　苏合油 六、半　当门子 二、半

上劈砂 乙两　公丁香 乙两　川文蛤 乙两

广木香 乙两　净紫草 乙两半　明雄黄（水飞） 乙两

真血竭 七分 紫河車 七分 明乳香 去油 錢
大梅片 三錢
右共為極細末无聲為度加入糯米漿搗和為
丸如龍眼肉大
異香散 專治鶴膝風
無名異 錢 地骨皮 錢 射香 二分

乳香（去油）三錢　沒藥（去油）三錢

右五味共為細末用車前子打汁入煮酒調塗

三日愈

蟾酥丸

西黃一錢　蒼朮四錢　射香四錢

沉香四錢　辰砂（水飛）四錢　木香四錢

雄黄乎　丁香乎　蟾酥乎
右味共研極细末搗和為丸加〇百草霜不拘
多少為衣以黑為度
八宝珍珠散
治瘡毒膿腐已尽用此掺上即能生肌長肉平
口收功神效無比

珠　四拾　取露天大蚌壳左顾者半斤括去背後黑衣安瓦上煅研細

蘆甘石　三钱　以黄連干煎汁煅淬研细

血竭　二钱　粉口兒茶　七钱　煅石膏　三钱

赤石脂煅　三钱　陳年絲吐渣煅存性　七钱　梅花冰片　用时每药五钱加冰片丁

右共研極细末色以黑灰为度

三妙丸　専治疔瘡

雄黄一錢　大黄一錢　巴豆一錢去心皮生用

右三味共合一處用石臼杵舂爛如泥以飛麵陳醋煮糊同煎藥搗極爛為丸如鳳仙子大病重者二十三丸輕者十九丸單數為度熱水送下服後打噎則命生如便泄三四次即以新汲水飲之水即

止泻病重不省人事将药用滚水化开从口角边
灌入服后将病人扶起端坐待药入腹内片刻即
便甦醒初服药时勿吃凉物冷水恐不泄泻
忌鷄犬鱼肉葱蒜牛馬猪羊并炙煿辛热飲[酒]物行
房至七日方好不可疎忽

霹靂散

專治一切無名腫毒癰疽發背等症并蔡霍毒重

難散者用甘草三錢煎服

硃砂水飛一兩 乳香去油貳兩 沒藥去油貳兩

全蝎酒浸貳兩 蜈蚣炒七兩 貫仲洗淨貳兩

穿山甲酒炒貳兩 姜蚕白色者佳炒直貳兩

共為細末每服五分

蒲坐散

生半夏一觔 研極細末用時每服半夏七分

同葱鬚葱白頭二个搗爛稀絹包包紮如爆

竹緊粗細照鼻孔大小為則患左乳塞右鼻

患在右塞左鼻一天換藥三次即愈

雙砂丹　　專治乳房結核

蒲公英四兩　忍冬花二兩

共研細末滾湯沖服得汗立解

十二闌干散

專治寒痰凝結不紅不腫根於骨髓一切流注

流痰多年未潰瘰癧等症

官桂 のも藿 莪 三匁 川朴 三匁
生半夏 七匁 桐 酒炒 尾 匁半 狗脊 七匁半
白芷 三匁 陽起石 七匁 紅牙戟 五半
公丁香 三匁 倭硫黄 三匁 冬丹 七匁
右共研細末重者火酒調敷輕者黄酒調

回生丹　治驚風涎熱潮搐

蟾酥（煆灰）四分　鐵粉二分　辰砂二分

雄黄二分　蛇含石二分　青礞石三分

薄荷　麝香一分

右拌匀水浸飯餅心元如桐子大辰砂為衣薄

荷水化下半元至一元不拘時

硇砂膏

紅硇砂（研細）一兩　西牛黄（研細）八分　白濘腦（研細）〤乂〤〢

射香（研細）一兩五錢　粗蔚珠（研細）一兩五錢　辰砂（研細水飛）〤乂

松香　一斤（用葱汁將松香入滚水內待化開撈起入葱汁拉堅再化收足者十餘次）

乳香（去油）一兩　没藥（去油）七乂二分（用新方磚燒微紅令去油以淨為度二味同製各研細）

草蔴肉（揀淨白者〤乂大平）打爛爲糜

右藥十一味用大銅鍋盛沸水另用鍋坐沸水
内盛藥先下松香次下樟腦次下乳没煎一炷
香餅藥同下煎半炷香下辰砂取起煎時須多
攪令和爲度備合时請神馬入帖
藥王　葛仙翁　華祖司師
純陽祖師　天醫星　瘡毒司

用三果素供香燭茶獻撑際盛要要滅脩合忌雞犬婦人見用时不可着火攤須隔水烘烊

八將散

穿山甲 廿斤　全蝎 廿八只　蟬衣 八千

麝香 二千　金頭蜈蚣 廿八条　五棓子 八千

雄黄 八千　梅花冰片 二千

右爲共爲細末

五雲散

漂淨菉豆粉去渣 二斤入鍋内炒黃成塊爲末

冰 片 五 錢

乳 香去油 貳 錢

沒 藥去油 貳 錢

輕 粉 五 錢

共爲極細末，如乾麩用開水調攤紙上貼三

四枚即痊

黑虎錠

膝黄 乙兩 五棓子（炒黑） 三兩 生大黄 乙兩

白芨 乙兩 芙蓉葉（晒乾） 乙兩 全蠍（炒存性） 十四个

金頂蜈蚣（煅存性） 十四个 各味共研極細末加百草

霜以黑為衣麵糊為錠

黑虎丹

射香 一平 梅花冰片 一平

公丁香（焙研） 六平 母丁香（焙研） 六平

穿山甲（炙研） 十四片 全蝎（漂淡） 十四个

金頭蜈蚣 十四条 僵蠶（炙研） 十四条

共研極细末去腐加西黄生肌加濂珠

子字吹

青菓霜（即橄欖核汁煎）七分　雪霜（即西瓜青）九分　月石九分

生珠粉七分　梅片三分　飛砂朱卜

元明粉二分

丑字吹

瘡珠（腐煮）四分　西黄半分　人中白（水飛）五分　梅片米朱卜

花霜五分（即蕓花根根搗汁取霜） 連下 硼砂五分

元明粉五分

宣字吹

瓜霜七分（即老黄瓜吊取） 甑瓦五分 燈草灰五分

釜霜三分（即百草霜） 陳松蘿茶子三分（晒燥研）

蚕豆花五分（晒燥） 薄荷三分

卯字吹

梅片　川柏 蜜炙　雄黃　礦青　鹿角霜

雪霜　靛花　川連　人中白

辰字

製柏　用荊芥為君生草為臣煎汁浸軟瓦上炙至金黃色為度勿焦蜜為煎脂糧研

煅龍骨　用燕子剖開入腹內用泥裹煨入井內七晝夜　同鹽煅去燕研水飛

滴珠粉

燈艸灰　文蛤　銅青

辰砂水飛　人中白　青鹽青竹烣

巳字吹

青菓霜　薄荷　枚片　朴硝

雪霜　川連　殼花　硼砂

燈艸灰　蒲王粉　水中金

午字吹

葡萄霜　真西黄　月石　製南星

白芥子去油　梅片　雄精

未字

提淨鎗硝　蒲王粉　明凡

製南星　雄黃　梅片

製天虫　牙皂　白芷

中字

大濂珠　陳胆星　白姜蚕　霜（雪）霜

煅石羔　元明粉　硼砂　明凡

開關草不拘多少搗取汁貯金漆盤內晒乳刮下收取霜用

酉字

花霜　濂珠　硇砂　川連

青黛霜　西黄　梅片　生草

元明粉　月石　製南星

戌字吹

梅片　硼砂　橄欖霜　雄黄

直姜蚕　煅磚　蘿蔔汁霜

亥字吹

人參末　滴珠粉　橄欖核

燈心炭　梅花片　威靈仙

送竈糖

烏龍膏 専治癰疽發背對口搭手一切無名腫毒惡症未成者貼之即消已成者貼之即潰可以代假昇丹之力而能去腐止痛拔毒收斂功效如神

當歸 白芨 連翹 蟬蛻 新絳各三分 獨活

羌活 川烏 草烏各七兩 細生地 血餘 大黃

銀花 番木鱉各四分 麻黄七分半 澤蘭五分 生甘草八分

以上各冬々藥切片熬膏

全蝎式分 穿山甲式分 蜈蚣五十只活放油內 瞎地鞭兩條活放油內

大蜈蚣蚣九百條活放油內

右用蔴油五斤桐油八兩入鍋內加槐柳桑枝各卅段每段各三寸許

將枝煎枯取出乃令兩者將瞎地鞭活放入鍋

內急將鍋蓋揿住蛇在油內跳躍不止至不動

時又入活蛤蚆然後將山甲全隻蜈蚣并前藥

熬至藥俱枯黑乃濾去渣將鍋拭淨再以密絹

仍濾油入鍋用文武火熬至滴水成珠將鍋離
火再入上好洋丹三斤以一手下丹一手持硬木
棍不住手攪匀成膏再入後藥
乳香　没藥各三錢去淨油　麝香　冰片各半
右四味另研細末候徐徐添入攪匀成膏
天中日要合四料